腎臓病の人の
ための
食品成分表
［ポケット版］

エネルギー たんぱく質 食塩相当量
カリウム リン 水分

JN043756

主婦の友社

目次

はじめに

　腎臓は腰のあたり、背骨をはさんで左右にひとつずつある臓器です。腎臓の大きな役割は、体の水分（体液）や塩分の量を一定に保ち、老廃物を尿として排泄することです。ほかにも、血液中の酸とアルカリのバランスを調整する、ホルモンを分泌する、骨の強化に必要なビタミンDを活性化するなど、たくさんの重要な役割を担っています。

　何らかの原因で腎臓の機能が低下すると、腎臓病と診断されます。腎臓病には、急激に症状が出る急性腎障害と、自覚症状がなく徐々に進行する慢性腎臓病（CKD）があります。現在、慢性腎臓病の患者数は全国に1330万人いるとされ、成人の8人に1人にあたります。慢性腎臓病が怖いのは、初期にはほとんど症状が出ないため、気づきにくいことです。

　慢性腎臓病を進行させないためには、早い段階からの治療が大切です。具体的には、食事療法、生活習慣の改善、必要に応じた薬物療法を併用します。

　腎臓病の食事療法は、日常的に料理をしている人にとってもむずかしいものです。たんぱく質、食塩の量、エネルギー量を計算しながら、制限の範囲内で献立をつくるのは負担も大きいことでしょう。

　本書では、腎臓病の食事療法に役立つよう、日常よく食べる食品の栄養素を掲載しています。食品ごとに、肉なら「薄切り1枚」、魚なら「1切れ」、野菜なら「ブロッコリー3房」といっためやす量を示しているので、計算の必要がありません。本書が、腎臓病の食事療法にとり組んでいるかたの日々の食事に役立つことを願っています。

ココが使いやすい！

☑ 1個、1尾、1束……の成分値がひと目でわかる

一般的な食品成分表に掲載される成分値は、正味量（可食部・実際に食べる部分）100gあたりの数値です。本書では卵1個、トマト1個、あじ1尾、ほうれんそう1束などきりのよい単位や、1杯、1玉などといった日常よく使う単位で計算した数値を掲載しています。魚介類や野菜、果実などで食べない部分（廃棄分）がある場合は、それを引いて計算しているので、栄養価がひと目でわかります。作る人にも、食べる人にも便利です。

☑ カラー写真で見やすい！
大きな文字でカロリーが一目瞭然！

本書の食材編、料理編のいずれも、全点、カラー写真で示しているので、一目瞭然です。さらに、大きな文字で掲載していますので、エネルギー、たんぱく質といった成分値も見やすくなっています。また、調味料類など、計量カップや計量スプーンを使用することが多い食品は、カップ、スプーンあたりの成分値で記載しています。

☑ 料理編は定番メニューの栄養価を掲載。
外食時などに役立つ！

料理編はよく食べる定番メニューから、主菜、副菜、主食、軽食を選んで記載しています。栄養成分はエネルギー、たんぱく質、食塩相当量、カリウムの数値を示しました。毎日の献立作りや外食時のメニュー選びの参考になります。

☑ たんぱく質が少ない順、
野菜の加熱後のカリウムがわかる

166ページの資料編では、日常よく使う肉や魚介については、たんぱく質の含有量の少ない順を、野菜は加熱後の重量変化率を考慮したカリウム量を掲載。また、主食、肉類、魚介類などと各カテゴリー別におすすめの食品、注意したい食品なども示しています。

食材編

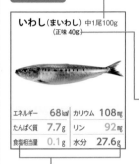

いわし（まいわし）中1尾100g
（正味40g）

エネルギー	68 kcal	カリウム	108 mg
たんぱく質	7.7 g	リン	92 mg
食塩相当量	0.1 g	水分	27.6 g

● めやす量

1個、1尾、1束など、日常よく使われる単位であらわした量です。廃棄分（魚の骨、野菜の皮や根など、捨てる分）がある場合は、その重量も含みます。

● 正味量

実際に食べる量で、全体量から廃棄分（魚の骨、野菜の皮や根など、捨てる分）の重量を引いた量です。

栄養価

エネルギー、たんぱく質、食塩相当量、カリウム、リン、水分を表示。いずれも成分値はめやす量を示しています。また、たんぱく質制限食品などの市販品は、メーカーのホームページやパッケージに掲載されているデータの表示桁で記載しています。

料理編

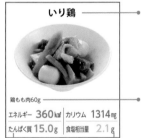

いり鶏

鶏もも肉60g

エネルギー	360 kcal	カリウム	1314 mg
たんぱく質	15.0 g	食塩相当量	2.1 g

● 料理名

料理は日常的によく食べるメニューを、「主菜」「副菜」「主食・軽食」に分類。使いやすいよう食材順に並べています。

● 主材料の重量

料理の主材料となる食材の重量を表示。廃棄分を除いた正味量です。

栄養価

エネルギー、たんぱく質、食塩相当量、カリウムを表示。いずれも成分値は1人分（1食分）のめやすです。また、それぞれの料理は材料や調理法などによって栄養価のデータに違いが生じます。あくまでもめやすとしてご利用ください。

資料編

データ1

154〜165
ページ

腎臓病の基礎知識

腎臓はどのような働きをしており、腎臓の機能が低下することで、体の中になにが起こるのでしょうか。腎臓を守るには、まずはその機能についてしっかりと知ることが肝心です。このパートでは腎臓病のしくみや働き、腎臓病についてわかりやすく解説しています。

データ2

166〜167
ページ

たんぱく質の少ない順

肉や魚介は1食分のめやすとなる30gあたりのたんぱく質量が少ない順に掲載。同じ量の食品をとるときに、たんぱく質の低い順がひと目でわかります。

＊重量変化率はすべての食品に示されていないので、
　ここでは一部のみです。

データ3

168〜169
ページ

野菜（100gあたり）の加熱後の栄養成分値

野菜100gの生の状態と、100gを加熱調理したあとの栄養成分を掲載。重量変化率も考慮して示していますので、栄養成分の変化が比較できます。

栄養成分値のこと

＊エネルギー量など栄養成分値は、「日本食品標準成分表2015年版（七訂）※食材編は追補2016年、2017年、2018年に準拠」の数値をもとに算出したものです。一部の食品については、メーカーのホームページに記載されている数値をもとに算出しています。

＊食品の成分値は、品種や産地、季節などの条件によって違います。成分値は平均的な数字ですので、めやすとしてください。

＊この本の栄養成分値（食材編、料理編も含む）、使われている記号には、次のような意味があります。

0	まったく含まないか、含まれていないとみなす
〔0〕	推定値が0
微	0ではないが、微量
〔微〕	推定値が微量
―	未測定のもの

食塩は1日6g未満に抑える

食塩の制限は腎臓を守る要

腎臓病の食事療法で、最初に行うのが減塩です。腎臓は血圧調整にかかわる臓器です。腎機能が低下すると、余分なナトリウムを尿として排泄する働きが衰えてナトリウムと水分の調整がうまくいかなくなるため、高血圧やむくみが生じます。高血圧が続くと腎臓の働きはさらに低下します。そのため、食塩をとりすぎないことはいうまでもなく、病気の状態に合わせて食塩の摂取量を減らす必要があるのです。

食塩の摂取量は1日6g未満に抑えることで、腎臓の負担を軽くすることができます。日本人の食塩摂取量は1日平均10.1gですから、6割ぐらいに抑えることになります。これは厳しい制限ですが、食材や調味料の選び方、調理に工夫を加えるなどして、おいしく減塩するコツをマスターしましょう。

1日の食塩摂取量目標は？

1日あたりの食塩摂取量(成人)

性別	生活習慣病予防のための目標値（＊1）	高血圧の場合に推奨される量（＊2）	現状の平均量（＊3）
男性	7.5g 未満	6g 未満	11.0g
女性	6.5g 未満	6g 未満	9.3g

1日3g以上
6g 未満

＊1）日本人の食事摂取基準（2020年版）
＊2）高血圧治療ガイドライン（2019年版・日本高血圧学会）
＊3）平成30年国民健康・栄養調査

食塩相当量＝塩化ナトリウム量

人のからだに必要で腎臓病や高血圧で問題になるのは、ナトリウム。ナトリウムは食塩及び食塩を含む調味料として摂取しています。食塩は化学的には塩化ナトリウムといい、ナトリウムと塩素の化合物です。そのため、1日の摂取基準も食塩で目標値が定められています。

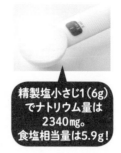

精製塩小さじ1（6g）でナトリウム量は2340mg。食塩相当量は5.9g！

 ナトリウム量から食塩相当量を算出するには？

食品の栄養成分表示のラベルを見ると、「食塩相当量」またはナトリウムで表示されているものがほとんど。一般にいう塩分は「食塩相当量」にあたります。ナトリウムで表示されている場合は、次の計算式で算出できます（食品の栄養成分表示は P152 参照）。

ナトリウムを塩分量に置き換える計算式

$$\text{食塩相当量(g)} = \text{ナトリウム値(mg)} \times 2.54^{(*)} \div 1000$$

＊は塩分換算係数

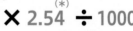 **調味料だけでなく、食品自体にも含まれている**

食塩は料理に使う調味料はもちろん、パンやめん類、肉や魚、野菜など食品自体にも含まれています。私たちは通常食品から3g相当の食塩分をとっているといわれていますので、調味料類からとる食塩は3g程度になります。

$$\text{1日の食塩量} = \text{食品（自然の食品＋加工品）に含まれる食塩量} + \text{調味料に含まれる食塩量}$$

減塩を実現するポイント

1 調味料はきちんと計量する

料理を作る際に"目分量"では、調味料の使いすぎにつながります。毎日使う調味料はきちんとはかることを習慣づけて、塩分量を把握しておくことが肝心です。

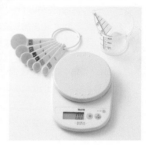

調味料は1g以下で使用することもあるので、計量スプーンは少量がはかれる製品も用意したい。1g単位ではかれるデジタルばかりも便利。

コツ1
液体は表面張力込み

液体は表面張力でスプーンの縁から盛り上がるまでの量を示します。減塩するときは少なめでもよいでしょう。

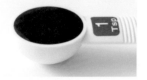

コツ2
粉類はすりきりで

まず、多めにすくいます。次に別のスプーンの柄などで、柄のつけ根からスプーンの先に向かって平らにすりきります。

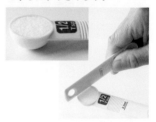

コツ3 塩は「指ばかり」も活用

指2本 ひとつまみ 0.3g	指3本 ひとつまみ 0.5g

同じひとつまみでも、指2本と3本とでは異なり、指の太さや乾燥状態でも違ってきます。自分のひとつまみがどのぐらいになるか、デジタルばかりなどで確認してみましょう。

（＊写真で表示した量は、女性の細い指で実測した例です）

2 調味料は上質のもの、食材は新鮮なものを

だしや調味料は質のよいものを選びましょう。たとえば塩は、うまみのある自然塩がおすすめ。食材も旬で新鮮なものなら、食材そのもののうまみで薄味でも満足感が得られます。

3 加工品は食べる量や回数を減らす

干物、ハムやかまぼこ、漬け物といった加工品には、塩分が多く含まれているので注意が必要。食べる回数や量を減らし、お弁当やお惣菜なども、栄養成分表示の食塩相当量をチェックします。

4 だしをきかせ、素材のうまみを引き出す

だしのもとは小さじ1で食塩相当量1.2〜1.4g。汁物や煮物のベースとなるだしは、天然素材からとりましょう。だしのうまみで、薄味でもおいしくなります（＊だしのとり方はP130参照）。

5 汁物は汁を減らして1日1回に

みそ汁やスープなどは、1日1回にとどめます。さらに、いつもの味つけで汁の量を減らせば、おいしさはそのまま、口に入る食塩は減らすことができます。

器を小さくして
汁の量を減らす！

器の容量　200㎖
汁の容量　150㎖
塩分　1.1〜1.5g

器の容量　120㎖
汁の容量　60㎖
塩分　0.4〜0.6g

写真上の器は下の器の2倍量だが、具だくさんにすれば汁の量が減ってもかさは維持でき、満足感が得られる。

6 塩味の引き立て役を活用する

減塩料理をおいしく食べるには、塩味のほか、うまみ、甘み、酸味、辛み、香りを活用しましょう。歯ごたえ、焼いた香ばしさ、油脂がもたらすコクなども、重要な引き立て役です。

香味野菜、香辛料、かんきつ類などを活用して。ただし、ねりわさびなどの加工品は食塩量が多めなので使いすぎないこと。

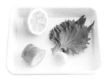

たんぱく質の適量を知り、きちんと守る

多すぎても少なすぎても腎臓や身体の負担になる

　腎臓病の食事療法では、腎機能の低下が進むと、たんぱく質制限が加わります。食事でとったたんぱく質は、最終的には腎臓に運ばれて再吸収され（血管に戻され）、老廃物は尿に排泄されます。たんぱく質をとりすぎると腎臓の負担が増すので、制限が必要になるわけです。ただ、たんぱく質は、腎臓をはじめとする体の組織の主材料です。むやみに減らしてエネルギーの摂取量が不足することになれば、体内のたんぱく質を分解してエネルギーを得ようとして、腎臓に負担がかかります。そのためたんぱく質は、適量をとることが重要です。

病状に合わせてたんぱく質を制限する

　たんぱく質をどの程度減らすかは、患者さんの腎機能や併せ持つ病気の状態や体格によって医師から指示されます。

1日のたんぱく質摂取量の計算式

尿たんぱく量が1日0.5g未満の人

尿たんぱく量が1日0.5g以上のステージG1・2、および、尿たんぱく量が1日0.5g未満のステージG3の人。

標準体重 [　kg] × 0.8〜1.0g = 1日のたんぱく質摂取量 [　g]

尿たんぱく量が1日0.5g以上の人

尿たんぱく量が1日0.5g以上のステージG3、およびステージG4・5の人。ステージ分類は159ページ。

標準体重 [　kg] × 0.6〜0.8g = 1日のたんぱく質摂取量 [　g]

＊健康な人の1日のたんぱく質摂取推奨量は男性（18歳以上）が65g、女性が50g（日本人の食事摂取基準2020年版）。あるいは、標準体重1kgあたり、0.9〜1gになる。これに対して腎機能が低下している人は、標準体重1kgあたり0.6〜1g。

1日にとる食品のめやす量とたんぱく質量

　食事療法で指示される「たんぱく質○g」は、食品に含まれるたんぱく質の重量です。肉や魚、卵などの重量が40g、という意味ではありません。たとえば卵。Mサイズ1個60gで殻を除いた食べる量は51g、たんぱく質量は6.3gです。肉や魚は種類や部位によって、含まれるたんぱく質量は異なります。

　食品はたんぱく質やカリウムなど、制限が必要な栄養素に気を配りながら、糖質や脂質などのエネルギー源、野菜やきのこなどのビタミン源をとります。そのためには、さまざまな食品から偏りなくとることが必要です。ここでは、各食品グループからとりたいたんぱく質をもとに、食品の重量に換算しためやす量を示しましたので、参考にしてください。

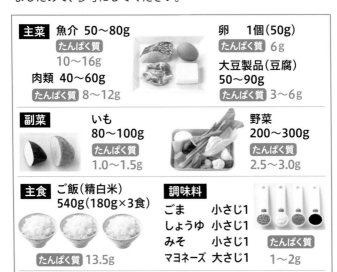

主菜　魚介 50〜80g
たんぱく質 10〜16g
肉類 40〜60g
たんぱく質 8〜12g

卵　1個(50g)
たんぱく質 6g
大豆製品(豆腐)
50〜90g
たんぱく質 3〜6g

副菜
いも
80〜100g
たんぱく質 1.0〜1.5g

野菜
200〜300g
たんぱく質 2.5〜3.0g

主食　ご飯(精白米)
540g(180g×3食)
たんぱく質 13.5g

調味料
ごま　　　小さじ1
しょうゆ　小さじ1
みそ　　　小さじ1
マヨネーズ　大さじ1
たんぱく質 1〜2g

乳製品
牛乳 90〜100g
たんぱく質 3.0〜3.3g

果物
150〜200g
たんぱく質 1.0〜1.5g

13

エネルギーを確保しながら たんぱく質の摂取量を減らすポイント

1 主食のたんぱく質量を控える

米、小麦、そばなどの主食になる穀物は、エネルギー源として大きな役割を果たしますが、たんぱく質も主菜に次いで多く含まれます。限られたたんぱく質指示量のなかで、ビタミン、ミネラルなど必要な栄養素を同時に補うためには、主食よりは主菜でとるたんぱく質を優先してとる必要があります。摂取するたんぱく質量は、多すぎても少なすぎても腎臓や身体の負担になることを覚えておきましょう。

2 主食の種類と量別、たんぱく質指示量例

（＊指示量が1日60gの人の場合）

同じ主食でも、ご飯、パン、めん類ではたんぱく質が異なります。それぞれの指示量のなかでも、表に示したように組み合わせる主食の種類によってたんぱく質の合計量は違ってきます。肉や魚をしっかりとりたい日はご飯中心、めん類を食べたいときは主菜は控えめにするなど、日によって変化をつけるとよいでしょう。

	朝食	昼食	夕食	たんぱく質量 1日の合計
A	ご飯（精白米） 180g 4.5g	ご飯（精白米） 180g 4.5g	ご飯（精白米） 180g 4.5g	13.5g
B	食パン 90g 8.1g	うどん（乾燥） 100g 8.5g	ご飯（精白米） 180g 4.5g	21.1g
C	食パン 90g 8.1g	パスタ（乾燥） 80g 10.3g	ご飯（精白米） 180g 4.5g	22.9g

3 主食を低たんぱく質食品に置き換える

主食に低たんぱく質食品を使うのもおすすめ。たんぱく質の指示量1日50gの場合は1日1食を、40gの場合は1日2食または3食を置き換えることも必要です。主食のたんぱく質が減った分だけ、おかずでとるたんぱく質が増やせます。おかずを極端に減らすことなく、食事が豊かになります。

ご飯3食分のたんぱく質量でくらべると…

*たんぱく質の指示量1日40gでご飯180g×3食の場合

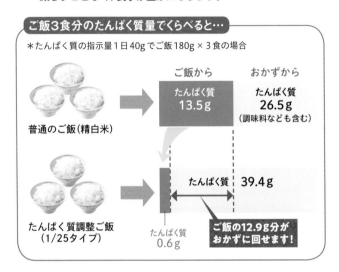

ご飯から

普通のご飯(精白米)
たんぱく質 13.5g

おかずから
たんぱく質 26.5g
(調味料なども含む)

たんぱく質調整ご飯
(1/25タイプ)
たんぱく質 0.6g

たんぱく質 39.4g

ご飯の12.9g分がおかずに回せます!

4 肉や魚で良質のたんぱく質を効率よくとる

腎臓の負担をできるだけ抑えながらたんぱく質をとるには、良質なたんぱく質をとること。良質なたんぱく質とは、私たちの体に必要不可欠な必須アミノ酸をバランスよく含み、効率的に使われて老廃物が出にくいたんぱく質のことです。

たんぱく質の質をあらわす指標に「アミノ酸スコア」があります。このアミノ酸スコアが満点を意味する100の食品はすべての必須アミノ酸を必要量含んでいます。腎臓に負担のかからないたんぱく質をとるには、アミノ酸スコアのよい食材を選べばよいのです。その代表は、肉や魚、卵、乳製品、大豆製品などです。これらの食品を体に必要なだけとり、そのうえでエネルギー源にもなる穀類をしっかりとることが重要です。

エネルギーは適正量を
しっかりととる

エネルギーは多すぎても少なすぎても
腎臓に負担がかかる

　腎機能の低下を防ぐには、エネルギー量を過不足なくとることも、重要なポイント。たんぱく質を減らすとエネルギー量が不足しやすいからです。エネルギー不足が続くと、体を構成する筋肉などのたんぱく質が分解されエネルギーとして使われます。その結果、老廃物が増えて腎臓の負担を増やしてしまいます。一方、腎機能を低下させる３大リスクである高血圧、糖尿病、脂質異常症を改善するには、エネルギーの過剰摂取を改め、肥満を解消する必要があります。摂取エネルギーは、標準体重を維持できる適量に調整することが肝心です。

1日に必要な適正エネルギーの量の計算式

1日に必要なエネルギー量は、体格や身体活動量を考慮して、算出します。さらに肥満かどうか、糖尿病があるかなど、それぞれの患者さんの併せ持つ要因も考え合わせて、指示エネルギー量が決められます。

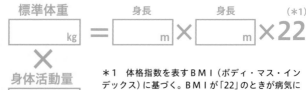

標準体重
kg ＝ 身長 m × 身長 m ×22 （＊1）

×
身体活動量
25～35 kcal
＝ （＊2）
1日に必要な
適正エネルギー量
kcal

＊1　体格指数を表すBMI（ボディ・マス・インデックス）に基づく。BMIが「22」のとき病気になりにくい理想的な体重（標準体重）とされている。

＊2　デスクワークなど活動量が低い人は25～30kcal、適度の活動量の人は30～35kcalなどと、日常の活動量で決められる。糖尿病がある場合は、基本的に25～30kcal。肥満がある人（BMI 25以上）は低いほうの数字を選ぶ。

たんぱく質を減らしながらエネルギー不足を防ぐポイント

　適正なエネルギー量をとるポイントは、たんぱく質量の摂取を減らしている分、脂質と糖質を補うことです。脂質食品としては油脂が、糖質食品としてはでんぷん類や砂糖類などが、腎臓病の人がエネルギーを確保するのに適しています。ただ、エネルギーを脂質と糖質で補うとなると、油っこくて甘ったるい食事になりがちです。いろいろな食品をとり入れるように配慮しながら献立を工夫することが必要です（糖尿病で糖質の制限がある場合は医師の指示に従ってください）。

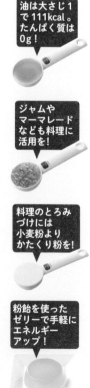

1 料理に使う油脂を増やす

調理法を天ぷらやフライなどの揚げ物にしたり、サラダにはドレッシングを、パンにはバターを塗ったりといった工夫を。ただし、油脂の過剰摂取は脂質異常症などを招くので、とりすぎないこと。

油は大さじ1で111kcal。たんぱく質は0g！

2 甘味調味料を上手に活用する

ただ、煮物やあえ物などの甘みを強くすると、味のバランス上、塩分も強くなりがち。砂糖より甘みが少ないみりんを使うのも手。また、飲み物には砂糖やはちみつ、ジャムなどを使うと、手軽に補給できる。

ジャムやマーマレードなども料理に活用を！

3 粉類はでんぷんにして糖質を増やす

料理のとろみづけ、菓子に使う粉類は、小麦粉よりかたくり粉がおすすめ。これらは、ブドウ糖が集まった多糖類で、たんぱく質はほとんど含まれていない。はるさめやくずきりなども活用してボリュームアップを。

料理のとろみづけには小麦粉よりかたくり粉を！

4 エネルギー調整食品を活用する

通常の調味料でエネルギー補給がむずかしい場合は、エネルギー調整食品を活用する。甘みが少なく高エネルギーが得られるものや、エネルギー補給飲料など、さまざまな食品がある。

粉飴を使ったゼリーで手軽にエネルギーアップ！

カリウムを控える

血中カリウム濃度が高い場合は、カリウムを制限する

　腎機能が良好な状態では、カリウムの摂取は血圧を下げることにつながります。しかし、腎機能が低下してくると、カリウムを排泄する力が弱くなって、血液中にカリウムが蓄積してきます。血液中のカリウム濃度が高くなると、筋肉の収縮がうまくいかなくなって手足が麻痺したり、心臓に重度の不整脈を起こし、命にかかわることもあります。

　そこで、血中カリウム濃度が一定の数値以上になったら、食事からとるカリウムを制限します。まれではありますが、CKDの重症度が低くてもカリウムの制限が必要になることもあるので、医師の指示に従いましょう。

カリウムの多い食品を控える

　カリウムは肉や魚のほか、野菜や果物などほとんどの食品に含まれています。

　多く含むのは果物やいも類、青菜など緑黄色野菜、豆類などです。たんぱく質制限をすればカリウムの摂取量も抑えられますが、カリウムが多い食品は食べる回数や量を控えるのが賢明です。

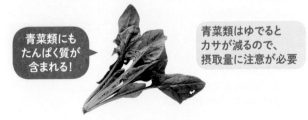

青菜類にもたんぱく質が含まれる！

青菜類はゆでるとカサが減るので、摂取量に注意が必要

食品からとるカリウム量を減らすポイント

1 果物はフレッシュから缶詰めにかえる

カリウム制限を指示されたら減らしたいのが果物です。とくにアボカドやバナナ、パイナップルなどの亜熱帯の果物には多く含まれています。

果物は缶詰めがおすすめ。カリウムは水溶性の成分なので、シロップに溶け出します。その分、果肉のカリウム量は少なくなります。また、缶詰めの場合、ビタミンCは期待できませんが、エネルギー補給に重宝します。

ただし、糖尿病の人は避けましょう。

生100gで
カリウム150mg

約半分量に

缶詰め100gで
カリウム75mg

果物は生より
缶詰めが
おすすめ!

＊数値は比較しやすいよう、正味100gのもの

2 調理の工夫でカリウムを減らす

カリウムは水に溶ける性質があるので、調理の際に水にさらしたりゆでこぼしたりすることで、3〜4割減らすことができます。生で食べる野菜は水にさらし、ちぎったり、薄く切るなどして表面積をできるだけ広くしましょう。

また、大根おろしも汁を捨てるとカリウムを減らせます。

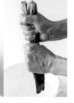

青菜やブロッコリーなどは、ゆでてからゆで汁をしっかりときる。いも類や肉類も調理前に下ゆですするとカリウムが減らせる。

3 果汁や牛乳など飲料も要注意!

嗜好飲料にもカリウムが意外に含まれています。果汁や野菜ジュース類、牛乳や豆乳、玉露茶や抹茶なども多い食品です。市販品は必ず栄養成分表示をチェックしましょう。

200mℓで
カリウム378mgと多い

オレンジ
ジュースなどの
果汁は要注意!

リン・水分を控える

進行するとリンや水分の摂取を制限されることも

　病気の状態によって、リンの摂取量に制限が必要な場合があります。血中のカルシウム・リンの値が高くなると、血管の石灰化につながり、動脈硬化の原因になります。そのため腎不全の状態にある人は、リンのコントロールがとりわけ大切です。

　また、水分量を制限しなければならない場合もあります。これは乏尿や無尿のときで、主に透析療法を受けている場合です。透析をしている人では、水分量の調整がとても重要です。

リンのとりすぎを防ぐポイント

1 たんぱく質を制限しすぎない

リンには有機リンと無機リンがあり、有機リンは主に、肉や魚、卵、乳製品、大豆製品など、たんぱく質の多い食品に含まれています。リンを制限されると肉や魚の摂取を減らす人がいますが、たんぱく質をひかえすぎると筋肉量が減って、フレイル（虚弱）を招きます。むやみにたんぱく質を制限しないことが大切です。

無機リンを多く含む食品は、インスタントめん、ハムやソーセージ、菓子まで多種多様。食べる量や頻度を減らすのが賢明

2 注意すべきは無機リンを含む加工食品

無機リンは、加工食品に多く含まれているため、注意が必要です。無機リンは吸収率が高く、ソーセージなどの結着材やチーズの乳化剤、炭酸飲料の酸味料など、食品添加物に多く含まれています。リンを減らすには、清涼飲料水、ハムやソーセージ、プロセスチーズといった加工食品、スナック菓子、インスタントラーメンを控えます。リン吸着薬を服用する方法もあります。

日常よく使う
食材の栄養がひと目で
わかる！

栄養データ
食材編

日常でよく使う食品510点を
選び、栄養データを掲載。
食材は1個、
1尾という「めやす量」で
栄養素がわかるので、
計算の必要もありません。
毎日の食事作りに
活用してください。

＊栄養成分値は「日本食品標準成分表2015年版（七訂）＊追補2016年、
2017年、2018年に準拠」をもとに算出。成分値は品種や産地、季節な
どの条件によって違いが生じます。平均的な数字ですので、めやすとして
ください。

穀類

肉類

魚介類

豆・
豆製品

卵、乳・
乳製品

野菜・
いも

きのこ

海藻

果物・果物
加工品

種実・種実
加工品

菓子・
飲料

調味料

High & Low たんぱく質量

ご飯、パン、めん でくらべると……

ご飯（精白米）
ご飯茶碗1杯・180g

302 kcal ｜ たんぱく質 **4.5**g

\おすすめは?/

ご飯がベスト

たんぱく質量が少ないのは、ご飯。パンは食塩量も多いので、めん類とともに1日1食にとどめましょう。

中華めん（蒸し）
1玉・150g

297 kcal ｜ たんぱく質 **8.0**g

食パン
6枚切り1.5枚・90g

234 kcal ｜ たんぱく質 **8.1**g

✔ 要チェック!

玄米はカリウムが多い

玄米ご飯に含まれるカリウムとリンの含有量は、精白米の3倍以上！カリウム制限がある場合は要注意！

玄米ご飯 180g
297kcal

たんぱく質 5.0g

カリウム　171mg
➡精白米は52mg

リン　　　234mg
➡精白米は61mg

そば（ゆで）
1玉・170g

194 kcal ｜ たんぱく質 **8.2**g

パスタ（ゆで）
176g
（＊乾燥80gをゆでたもの）

294 kcal ｜ たんぱく質 **10.2**g

普通食 と たんぱく質調整食品
でくらべると……

ご飯茶碗1杯・180gでくらべると…… | 4.1g減

普通の米（精白米）

たんぱく質
4.5g

たんぱく質調整米（1/12.5タイプ）

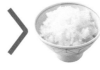

たんぱく質
0.4g

食パン8枚切り1枚・45gでくらべると…… | 3.9g減

普通の食パン

たんぱく質
4.1g

たんぱく質調整食パン

たんぱく質
0.2g

＊製品は食パン1枚50gですが、45gに換算しためやす量で対比しています。

そうめん1束（乾燥）・100gでくらべると…… | 9.2g減

普通のそうめん

たんぱく質
9.5g

たんぱく質調整そうめん

たんぱく質
0.3g

＊製品はたんぱく質調整そうめん1束80gですが、100gに換算した
めやす量で対比しています。

●ご飯

ご飯（精白米）茶碗1杯 180g

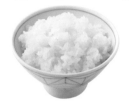

エネルギー	302 kcal	カリウム	52 mg
たんぱく質	4.5 g	リン	61 mg
食塩相当量	0 g	水分	108.0 g

ご飯（玄米）茶碗1杯 180g

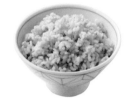

エネルギー	297 kcal	カリウム	171 mg
たんぱく質	5.0 g	リン	234 mg
食塩相当量	0 g	水分	108.0 g

ご飯（精白米）茶碗1杯 150g

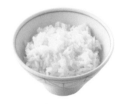

エネルギー	252 kcal	カリウム	44 mg
たんぱく質	3.8 g	リン	51 mg
食塩相当量	0 g	水分	90.0 g

ご飯（玄米）茶碗1杯 150g

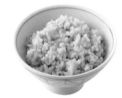

エネルギー	248 kcal	カリウム	143 mg
たんぱく質	4.2 g	リン	195 mg
食塩相当量	0 g	水分	90.0 g

ご飯（胚芽精米）茶碗1杯 150g

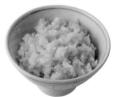

エネルギー	251 kcal	カリウム	77 mg
たんぱく質	4.1 g	リン	102 mg
食塩相当量	0 g	水分	90.0 g

ご飯（押し麦入り）茶碗1杯 150g

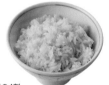

精白米の4割
程度の押し麦を加えて炊いたもの

エネルギー	229 kcal	カリウム	79 mg
たんぱく質	4.0 g	リン	66 mg
食塩相当量	0 g	水分	88.4 g

●ご飯、もち米製品

ご飯(雑穀入り) 茶碗1杯 150g

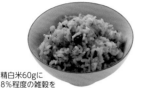

精白米60gに
8%程度の雑穀を
加えて炊いたもの

エネルギー	**233** kcal	カリウム	**75** mg
たんぱく質	**4.3** g	リン	**70** mg
食塩相当量	**0** g	水分	**83.5** g

赤飯 茶碗1杯 150g

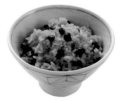

エネルギー	**285** kcal	カリウム	**107** mg
たんぱく質	**6.5** g	リン	**51** mg
食塩相当量	**0** g	水分	**79.5** g

全がゆ(精白米) 茶碗1杯 220g

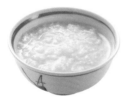

エネルギー	**156** kcal	カリウム	**26** mg
たんぱく質	**2.4** g	リン	**31** mg
食塩相当量	**0** g	水分	**182.6** g

おにぎり 1個 110g

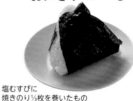

塩むすびに
焼きのり⅓枚を巻いたもの

エネルギー	**187** kcal	カリウム	**56** mg
たんぱく質	**3.2** g	リン	**44** mg
食塩相当量	**0.6** g	水分	**66.0** g

焼きおにぎり 1個 110g

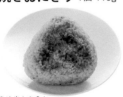

しょうゆ少々を含む

エネルギー	**199** kcal	カリウム	**62** mg
たんぱく質	**3.4** g	リン	**51** mg
食塩相当量	**1.1** g	水分	**61.6** g

切りもち 1個 50g

エネルギー	**117** kcal	カリウム	**16** mg
たんぱく質	**2.0** g	リン	**11** mg
食塩相当量	**0** g	水分	**22.3** g

穀類
肉類
魚介類
豆・豆製品
卵・乳・乳製品
いも・野菜
きのこ
海藻
果物・加工品・果物
種実・種実加工品
菓子・飲料
調味料

● 雑穀

あわ（精白粒） 大さじ1杯 12g

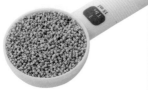

エネルギー	44 kcal	カリウム	36 mg
たんぱく質	1.3 g	リン	34 mg
食塩相当量	0 g	水分	1.6 g

オートミール 大さじ1杯 6g

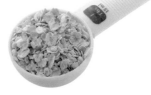

エネルギー	23 kcal	カリウム	16 mg
たんぱく質	0.8 g	リン	22 mg
食塩相当量	0 g	水分	0.6 g

押し麦（七分づき） 大さじ1杯 10g

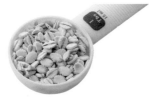

エネルギー	34 kcal	カリウム	22 mg
たんぱく質	1.1 g	リン	18 mg
食塩相当量	0 g	水分	1.4 g

きび（精白粒） 大さじ1杯 12g

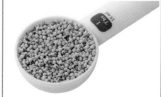

エネルギー	44 kcal	カリウム	24 mg
たんぱく質	1.4 g	リン	19 mg
食塩相当量	0 g	水分	1.7 g

ひえ（精白粒） 大さじ1杯 12g

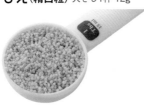

エネルギー	44 kcal	カリウム	29 mg
たんぱく質	1.1 g	リン	34 mg
食塩相当量	0 g	水分	1.5 g

はと麦（精白粒） 大さじ1杯 11g

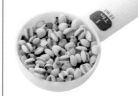

エネルギー	40 kcal	カリウム	9 mg
たんぱく質	1.5 g	リン	2 mg
食塩相当量	0 g	水分	1.4 g

たんぱく質調整食品（米・ご飯）

炊飯する低たんぱく米、電子レンジで温めるだけで食べられるトレータイプがあり、それぞれにたんぱく質の含有量の異なる種類があります。

穀類

肉類

魚介類

豆・豆製品

卵・乳・乳製品

いも

きのこ

海藻

果物・果物加工品

種実・種実加工品

野菜

調味料

真粒米 1/25
（米粒タイプ）1合 150g

エネルギー	543kcal
たんぱく質	0.3g
食塩相当量	0g
カリウム	0mg
リン	61.5mg
水分	―

越後米粒 1/12.5
（米粒タイプ）1合 150g

エネルギー	449.3kcal
たんぱく質	0.6g
食塩相当量	0～0.03g
カリウム	0～10.6mg
リン	1.8～33.0mg
水分	―

越後ごはん 1/25
180g

エネルギー	292kcal
たんぱく質	0.18g
食塩相当量	0.005～0.009g
カリウム	0mg
リン	23mg
水分	―

越後ごはん 1/12.5
ご飯 180g

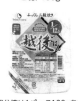

（成分値は1パック180gあたり）

エネルギー	281.8kcal
たんぱく質	0.36g
食塩相当量	0.01g
カリウム	2.9mg
リン	13mg
水分	―

越後のおにぎり かつおだし
1個 90g

エネルギー	140kcal
たんぱく質	0.27g
食塩相当量	0.2g
カリウム	3mg
リン	14mg
水分	―

お祝い越後ごはん
ご飯パックタイプ 180g

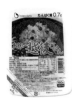

エネルギー	284.9kcal
たんぱく質	0.7g
食塩相当量	0.02g
カリウム	7.2mg
リン	14.4mg
水分	―

※製品はいずれも木徳神糧。米粒タイプは100gあたりの数値を1合150gに換算しためやすな量です

●パン

食パン 6枚切り 1枚 60g

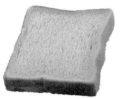

エネルギー	**156**kcal	カリウム	**53**mg
たんぱく質	**5.4**g	リン	**41**mg
食塩相当量	**0.7**g	水分	**23.3**g

食パン 8枚切り 1枚 45g

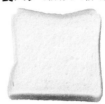

エネルギー	**117**kcal	カリウム	**40**mg
たんぱく質	**4.1**g	リン	**31**mg
食塩相当量	**0.5**g	水分	**17.5**g

ライ麦パン 1枚(厚さ1.2cm)60g

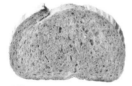

ライ麦粉50%のもの

エネルギー	**158**kcal	カリウム	**114**mg
たんぱく質	**5.0**g	リン	**78**mg
食塩相当量	**0.7**g	水分	**21.0**g

バターロール 小1個 30g

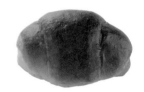

エネルギー	**95**kcal	カリウム	**33**mg
たんぱく質	**3.0**g	リン	**29**mg
食塩相当量	**0.4**g	水分	**9.2**g

フランスパン
1切れ(厚さ4cm)30g

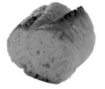

エネルギー	**84**kcal	カリウム	**33**mg
たんぱく質	**2.8**g	リン	**22**mg
食塩相当量	**0.5**g	水分	**9.0**g

クロワッサン 1個 40g

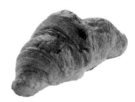

エネルギー	**179**kcal	カリウム	**36**mg
たんぱく質	**3.2**g	リン	**27**mg
食塩相当量	**0.5**g	水分	**8.0**g

●パン・シリアル

穀類
肉類
魚介類
豆製品
卵、乳・乳製品
野菜・いも
きのこ
海藻
果物・果物加工品
種実・種実加工品
菓子
調味料

イングリッシュマフィン 1個 65g

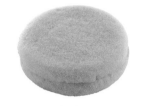

エネルギー	**148** kcal	カリウム	**55** mg
たんぱく質	**5.3** g	リン	**62** mg
食塩相当量	**0.8** g	水分	**29.9** g

バンズ用パン 1個 90g

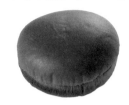

エネルギー	**239** kcal	カリウム	**86** mg
たんぱく質	**7.7** g	リン	**68** mg
食塩相当量	**1.2** g	水分	**33.3** g

ぶどうパン 6枚切り 1枚 60g

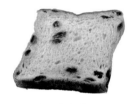

エネルギー	**161** kcal	カリウム	**126** mg
たんぱく質	**4.9** g	リン	**52** mg
食塩相当量	**0.6** g	水分	**21.4** g

ベーグル 1個 90g

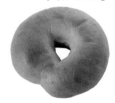

エネルギー	**248** kcal	カリウム	**87** mg
たんぱく質	**8.6** g	リン	**73** mg
食塩相当量	**1.1** g	水分	**29.1** g

ナン 1枚（24cm長さ）72g

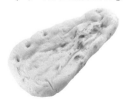

エネルギー	**189** kcal	カリウム	**70** mg
たんぱく質	**7.4** g	リン	**55** mg
食塩相当量	**0.9** g	水分	**26.8** g

コーンフレーク 1食分 40g

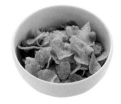

エネルギー	**152** kcal	カリウム	**38** mg
たんぱく質	**3.1** g	リン	**18** mg
食塩相当量	**0.8** g	水分	**1.8** g

●菓子パン

あんパン 1個 95g

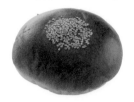

エネルギー	**266** kcal	カリウム	**73** mg
たんぱく質	**7.5** g	リン	**70** mg
食塩相当量	**0.7** g	水分	**33.7** g

クリームパン 1個 80g

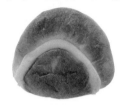

エネルギー	**244** kcal	カリウム	**96** mg
たんぱく質	**8.2** g	リン	**96** mg
食塩相当量	**0.7** g	水分	**28.8** g

ジャムパン 1個 80g

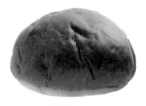

エネルギー	**238** kcal	カリウム	**76** mg
たんぱく質	**5.3** g	リン	**53** mg
食塩相当量	**0.6** g	水分	**25.6** g

メロンパン 1個 90g

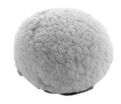

エネルギー	**329** kcal	カリウム	**99** mg
たんぱく質	**7.2** g	リン	**76** mg
食塩相当量	**0.5** g	水分	**18.8** g

チョココロネ 1個 80g

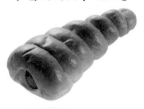

エネルギー	**270** kcal	カリウム	**128** mg
たんぱく質	**5.7** g	リン	**80** mg
食塩相当量	**0.7** g	水分	**26.8** g

揚げパン 1個 70g

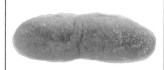

成分値には仕上げの砂糖は含まれない

エネルギー	**264** kcal	カリウム	**77** mg
たんぱく質	**6.1** g	リン	**60** mg
食塩相当量	**0.8** g	水分	**19.4** g

穀類
肉類
魚介類
豆・製品
卵・乳・乳製品
いも野菜
きのこ
海藻
果物・果物加工品
種実・種実加工品
菓子料
調味料

たんぱく質調整食品（パン）

全体にパンの低たんぱく質製品はグルテンがほとんどないだけに、パサパサする感じは否めません。調理でおいしく食べる工夫を。

越後の食パン
1枚 50g

エネルギー	134kcal
たんぱく質	0.19g
食塩相当量	0.4g
カリウム	7mg
リン	3mg
水分	19.3g

バイオテックジャパン

ゆめベーカリー たんぱく質調整食パン
1枚 100g

エネルギー	260kcal
たんぱく質	0.5g
食塩相当量	0.07g
カリウム	15.8mg
リン	25mg
水分	41.4g

キッセイ薬品工業

生活日記パン
1個 50g

エネルギー	221kcal
たんぱく質	1.9g
食塩相当量	0.3g
カリウム	33mg
リン	17.5mg
水分	8.75g

ニュートリー

越後の丸パン
1個 50g

エネルギー	143kcal
たんぱく質	0.2g
食塩相当量	0.3g
カリウム	6mg
リン	11mg
水分	35.1g

バイオテックジャパン

越後のバーガーパン
1個 80g

エネルギー	233kcal
たんぱく質	0.27g
食塩相当量	0.3g
カリウム	8mg
リン	15mg
水分	34.7g

バイオテックジャパン

ゆめベーカリー たんぱく質調整丸パン
1個 50g

エネルギー	146kcal
たんぱく質	0.2g
食塩相当量	0.06g
カリウム	8.3mg
リン	13.7mg
水分	17.1g

キッセイ薬品工業

●めん

うどん（乾燥） 1束 100g

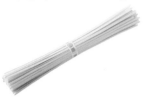

エネルギー	**348**kcal	カリウム	**130**mg
たんぱく質	**8.5**g	リン	**70**mg
食塩相当量	**4.3**g	水分	**13.5**g

うどん（ゆで） 240g

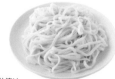

成分値は
うどん（乾燥）100gをゆでためやす量

エネルギー	**302**kcal	カリウム	**34**mg
たんぱく質	**7.4**g	リン	**58**mg
食塩相当量	**1.2**g	水分	**168.0**g

そうめん（乾燥） 1束 100g

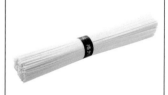

エネルギー	**356**kcal	カリウム	**120**mg
たんぱく質	**9.5**g	リン	**70**mg
食塩相当量	**3.8**g	水分	**12.5**g

そうめん（ゆで） 270g

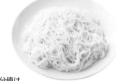

成分値は
そうめん（乾燥）100gをゆでためやす量

エネルギー	**343**kcal	カリウム	**14**mg
たんぱく質	**9.5**g	リン	**65**mg
食塩相当量	**0.5**g	水分	**189.0**g

そば（乾燥） 1束 100g

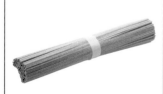

エネルギー	**344**kcal	カリウム	**260**mg
たんぱく質	**14.0**g	リン	**230**mg
食塩相当量	**2.2**g	水分	**14.0**g

そば（ゆで） 260g

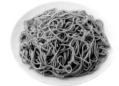

成分値はそば（乾燥）100gをゆでためやす量

エネルギー	**296**kcal	カリウム	**34**mg
たんぱく質	**12.5**g	リン	**187**mg
食塩相当量	**0.3**g	水分	**187.2**g

●めん

穀類

肉類

魚介類

豆製品

卵・乳・乳製品

野菜・いも

きのこ

海藻

果物・果物加工品

種実・種実加工品

砂糖・穀粉

調味料

中華めん（生）1玉 120g

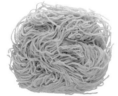

エネルギー	337 kcal	カリウム	420 mg
たんぱく質	10.3 g	リン	79 mg
食塩相当量	1.2 g	水分	39.6 g

中華めん（蒸し）1玉 150g

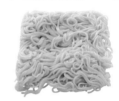

エネルギー	297 kcal	カリウム	129 mg
たんぱく質	8.0 g	リン	150 mg
食塩相当量	0.6 g	水分	81.0 g

スパゲッティ（乾燥）
1食分 80g

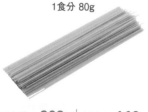

エネルギー	302 kcal	カリウム	160 mg
たんぱく質	10.3 g	リン	104 mg
食塩相当量	0 g	水分	9.0 g

スパゲッティ（ゆで）1食分176g

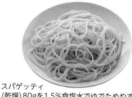

スパゲッティ
（乾燥）80gを1.5%食塩水でゆでてためやす量

エネルギー	294 kcal	カリウム	25 mg
たんぱく質	10.2 g	リン	93 mg
食塩相当量	2.1 g	水分	105.6 g

中華スタイル即席カップめん
1食分 97g

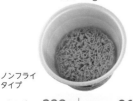

ノンフライ
タイプ

エネルギー	332 kcal	カリウム	262 mg
たんぱく質	8.7 g	リン	107 mg
食塩相当量	6.7 g	水分	14.6 g

即席焼きそばめん 1食分 120g

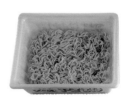

エネルギー	523 kcal	カリウム	228 mg
たんぱく質	10.1 g	リン	89 mg
食塩相当量	4.6 g	水分	12.0 g

●めん・穀物加工品ほか

ビーフン（乾燥）1袋 150g

エネルギー	566 kcal	カリウム	50 mg
たんぱく質	10.5 g	リン	89 mg
食塩相当量	0 g	水分	16.7 g

フォー 1袋 105g

エネルギー	278 kcal	カリウム	45 mg
たんぱく質	3.8 g	リン	59 mg
食塩相当量	0.1 g	水分	38.9 g

はるさめ 1/2袋 40g

主材料がじゃがいも・
さつまいもでんぷんのもの

エネルギー	140 kcal	カリウム	6 mg
たんぱく質	0 g	リン	18 mg
食塩相当量	0 g	水分	5.2 g

くずきり（乾燥）1袋 90g

エネルギー	320 kcal	カリウム	3 mg
たんぱく質	0.2 g	リン	16 mg
食塩相当量	0 g	水分	10.6 g

ギョーザの皮 1枚 5g

エネルギー	15 kcal	カリウム	3 mg
たんぱく質	0.5 g	リン	3 mg
食塩相当量	0 g	水分	1.6 g

ライスペーパー 1枚 10g

エネルギー	34 kcal	カリウム	2 mg
たんぱく質	0.1 g	リン	1 mg
食塩相当量	0.2 g	水分	1.3 g

たんぱく質調整食品（めん）

でんぷんが主原料の中華めんやパスタ、でんぷんと小麦粉が主原料で塩のかわりに植物油を使ってコシを出したうどんやそうめんなど、低たんぱくで塩分も控えめの製品があります。

肉類
魚介類
豆・豆製品
卵・乳・乳製品
野菜・いも
きのこ
海藻
果物・果物加工品
種実・種実加工品
砂糖・菓子
調味料

そらまめ食堂 たんぱく質 調整うどん
乾・1束80g

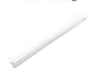

エネルギー	295 kcal
たんぱく質	0.24 g
食塩相当量	0.03 g
カリウム	18 mg
リン	35 mg
水分	9.6 g

ヘルシーネットワーク

げんたそば
乾・100g

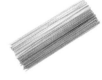

エネルギー	352 kcal
たんぱく質	2.4 g
食塩相当量	0.01〜0.02 g
カリウム	93 mg
リン	51.5 mg
水分	12.5 g

キッセイ薬品工業

ジンゾウ先生の でんぷんノンフライ麺
1袋85g

エネルギー	305 kcal
たんぱく質	0.3 g
食塩相当量	0.1 g
カリウム	18 mg
リン	56 mg
水分	10 g

オトコーポレーション

アプロテン たんぱく調整 中華めんタイプ
1玉約35g

エネルギー	125 kcal
たんぱく質	0.14 g
食塩相当量	0.02 g
カリウム	5.3 mg
リン	6.7 mg
水分	4.1 g

ハインツ日本

アプロテン たんぱく調整 スパゲティタイプ
100g

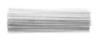

エネルギー	357 kcal
たんぱく質	0.4 g
食塩相当量	0.05 g
カリウム	15 mg
リン	19 mg
水分	11.6 g

ハインツ日本

アプロテン たんぱく調整 マカロニタイプ
100g

エネルギー	357 kcal
たんぱく質	0.4 g
食塩相当量	0.05 g
カリウム	15 mg
リン	19 mg
水分	11.6 g

ハインツ日本

※アプロテンは消費者庁許可の特別用途食品ではありません

High & Low たんぱく質量

鶏肉50g でくらべると……

\おすすめは?/

皮なしより皮つき!
鶏肉は肉類のなかでは低脂肪・高たんぱく。もも肉、胸肉ともに皮つきを選ぶと、たんぱく質量が抑えられます。

鶏もも肉（皮つき）
1/5枚

102 kcal ｜ たんぱく質 **8.3**g

鶏手羽先 大1本・84g

113 kcal ｜ たんぱく質 **8.7**g

＊1本のめやすは70g（正味42g）ですが、ここは比較しやすいように大1本84g（正味50g）で対比しています。

鶏もも肉（皮なし）約1/4枚

64 kcal ｜ たんぱく質 **9.5**g

鶏胸肉（皮つき）
1/4枚

73 kcal ｜ たんぱく質 **10.7**g

✔ **要チェック!**

**ささ身は1食
30g 程度に**

鶏肉のなかでたんぱく質が多いのが、ささ身。1食30g程度に抑え、野菜と炒めるなどしてボリュームアップを。

鶏胸肉（皮なし）
約1/4枚

58 kcal ｜ たんぱく質 **11.7**g

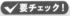

鶏ささ身 1と1/3枚

55 kcal ｜ たんぱく質 **12.0**g

豚薄切り肉1枚・20g でくらべると……

 く 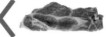 く

豚バラ肉　　　**豚肩ロース肉**　　　**豚もも肉**（脂身つき）

| 79 kcal | たんぱく質 2.9g |

| 51 kcal | たんぱく質 3.4g |

| 37 kcal | たんぱく質 4.1g |

\おすすめは?/

赤身より脂肪を含む部位を!　豚肉、牛肉ともに、赤身肉よりも脂肪を適度に含む部位のほうが、たんぱく質が少なめ。脂肪が多い肉は効率よくエネルギーを確保できます。

ハム、ソーセージ20g でくらべると……

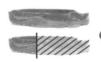 く  く

ベーコン　　　**ウインナソーセージ**　　　**ボンレスハム**
1と1/3枚　　　　1本　　　　　　　　1枚

| 81 kcal | たんぱく質 2.6g（2.58g）|
| 食塩相当量 0.4g |

| 64 kcal | たんぱく質 2.6g（2.64g）|
| 食塩相当量 0.4g |

| 24 kcal | たんぱく質 3.7g |
| 食塩相当量 0.6g |

✓ 要チェック!

肉加工品は食塩が多い
生肉とたんぱく質量はあまり変わりませんが、全般に食塩相当量が多め。1食10〜20gをめやすに、食べる量をかげんしましょう。

● 牛肉

牛肩ロース（脂身つき）
薄切り1枚 60g

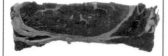

エネルギー	191kcal	カリウム	156mg
たんぱく質	9.7g	リン	84mg
食塩相当量	0.1g	水分	33.8g

牛バラ（カルビ）
焼き肉用1枚 25g

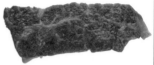

エネルギー	107kcal	カリウム	48mg
たんぱく質	3.2g	リン	28mg
食塩相当量	微	水分	11.9g

牛もも（脂身つき）
薄切り1枚 50g

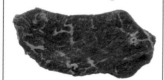

エネルギー	105kcal	カリウム	165mg
たんぱく質	9.8g	リン	90mg
食塩相当量	0.1g	水分	32.9g

牛ヒレ 5cm角 125g

エネルギー	244kcal	カリウム	475mg
たんぱく質	26.0g	リン	250mg
食塩相当量	0.1g	水分	84.1g

牛リブロース（脂身つき）
1cm厚さ1枚 150g

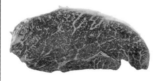

エネルギー	614kcal	カリウム	345mg
たんぱく質	21.2g	リン	180mg
食塩相当量	0.2g	水分	71.9g

牛サーロイン（脂身つき）
1cm厚さ1枚 150g

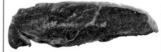

エネルギー	501kcal	カリウム	405mg
たんぱく質	24.8g	リン	225mg
食塩相当量	0.2g	水分	81.6g

● 豚肉

豚肩ロース(脂身つき)
薄切り1枚 20g

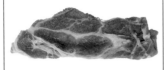

エネルギー	51 kcal	カリウム	60 mg
たんぱく質	3.4 g	リン	32 mg
食塩相当量	微	水分	12.5 g

豚ロース(脂身つき)
しょうが焼き用薄切り1枚 25g

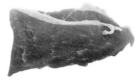

エネルギー	66 kcal	カリウム	78 mg
たんぱく質	4.8 g	リン	45 mg
食塩相当量	微	水分	15.1 g

豚もも(脂身つき)
ソテー用1枚 90g

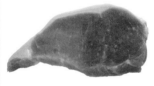

エネルギー	165 kcal	カリウム	315 mg
たんぱく質	18.5 g	リン	180 mg
食塩相当量	0.1 g	水分	61.3 g

豚もも(脂身なし)
一口カツ用ブロック150g

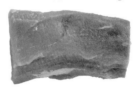

エネルギー	222 kcal	カリウム	540 mg
たんぱく質	32.3 g	リン	315 mg
食塩相当量	0.2 g	水分	106.8 g

豚ヒレ 一口カツ用1枚 80g

エネルギー	104 kcal	カリウム	344 mg
たんぱく質	17.8 g	リン	184 mg
食塩相当量	0.1 g	水分	58.7 g

豚バラ 薄切り1枚 20g

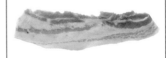

エネルギー	79 kcal	カリウム	48 mg
たんぱく質	2.9 g	リン	26 mg
食塩相当量	微	水分	9.9 g

穀類
肉類
魚介類
豆・製品品
卵・乳・乳製品
い・も 野菜
きのこ
海藻
果物・果物 加工品
種実・種実 加工品
菓子
調味料

●鶏肉

鶏もも肉（皮つき）1枚 250g

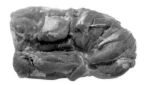

エネルギー	510 kcal	カリウム	725 mg
たんぱく質	41.5 g	リン	425 mg
食塩相当量	0.5 g	水分	171.3 g

鶏もも肉（皮つき）1/5枚 50g

エネルギー	102 kcal	カリウム	145 mg
たんぱく質	8.3 g	リン	85 mg
食塩相当量	0.1 g	水分	34.3 g

鶏もも肉（皮なし）1枚 180g

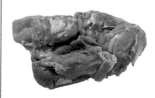

エネルギー	229 kcal	カリウム	576 mg
たんぱく質	34.2 g	リン	342 mg
食塩相当量	0.4 g	水分	137.0 g

鶏もも肉（皮なし）約1/4枚 50g

エネルギー	64 kcal	カリウム	160 mg
たんぱく質	9.5 g	リン	95 mg
食塩相当量	0.1 g	水分	38.1 g

鶏胸肉（皮つき）1枚 200g

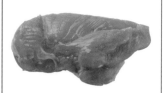

エネルギー	290 kcal	カリウム	680 mg
たんぱく質	42.6 g	リン	400 mg
食塩相当量	0.2 g	水分	145.2 g

鶏胸肉（皮つき）1/4枚 50g

エネルギー	73 kcal	カリウム	170 mg
たんぱく質	10.7 g	リン	100 mg
食塩相当量	0.1 g	水分	36.3 g

●鶏肉

鶏胸肉（皮なし）1枚 170g

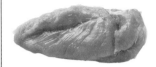

エネルギー	197 kcal	カリウム	629 mg
たんぱく質	39.6 g	リン	374 mg
食塩相当量	0.2 g	水分	126.8 g

鶏胸肉（皮なし）50g

エネルギー	58 kcal	カリウム	185 mg
たんぱく質	11.7 g	リン	110 mg
食塩相当量	0.1 g	水分	37.3 g

鶏ささ身 1本 40g
（正味 38g）

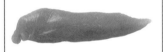

エネルギー	41 kcal	カリウム	156 mg
たんぱく質	9.1 g	リン	91 mg
食塩相当量	微	水分	28.5 g

鶏もも肉（骨つき）1本 300g
（正味 210g）

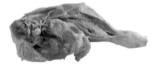

エネルギー	428 kcal	カリウム	609 mg
たんぱく質	34.9 g	リン	357 mg
食塩相当量	0.4 g	水分	143.9 g

鶏手羽元 1本 60g
（正味 42g）

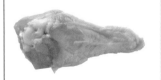

エネルギー	83 kcal	カリウム	97 mg
たんぱく質	7.6 g	リン	63 mg
食塩相当量	0.1 g	水分	28.9 g

鶏手羽先 1本 70g
（正味 42g）

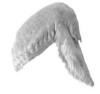

エネルギー	95 kcal	カリウム	88 mg
たんぱく質	7.3 g	リン	59 mg
食塩相当量	0.1 g	水分	28.2 g

穀類
肉類
魚介類
豆製品
卵・乳・乳製品
野菜・いも
きのこ
海藻
果物・加工品・果物
種実・加工品・種実
菓子
調味料

●ひき肉、レバー

牛ひき肉 卵大ひとかたまり 30g

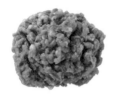

エネルギー	**82**kcal	カリウム	**78**mg
たんぱく質	**5.1**g	リン	**30**mg
食塩相当量	**0.1**g	水分	**18.4**g

豚ひき肉 卵大ひとかたまり 30g

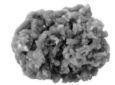

エネルギー	**71**kcal	カリウム	**87**mg
たんぱく質	**5.3**g	リン	**36**mg
食塩相当量	微	水分	**19.4**g

鶏ひき肉 卵大ひとかたまり 30g

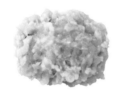

エネルギー	**56**kcal	カリウム	**75**mg
たんぱく質	**5.3**g	リン	**33**mg
食塩相当量	微	水分	**21.1**g

牛レバー 薄切り2切れ 45g

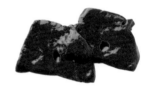

エネルギー	**59**kcal	カリウム	**135**mg
たんぱく質	**8.8**g	リン	**149**mg
食塩相当量	微	水分	**32.2**g

豚レバー 薄切り2切れ 30g

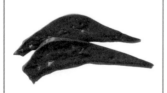

エネルギー	**38**kcal	カリウム	**87**mg
たんぱく質	**6.1**g	リン	**102**mg
食塩相当量	微	水分	**21.6**g

鶏レバー 30g

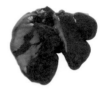

エネルギー	**33**kcal	カリウム	**99**mg
たんぱく質	**5.7**g	リン	**90**mg
食塩相当量	**0.1**g	水分	**22.7**g

●そのほかの肉・肉加工品

牛たん 薄切り3切れ 45g

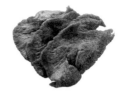

エネルギー	160kcal	カリウム	104mg
たんぱく質	6.0g	リン	59mg
食塩相当量	0.1g	水分	24.3g

鶏砂肝 1個 30g

エネルギー	28kcal	カリウム	69mg
たんぱく質	5.5g	リン	42mg
食塩相当量	微	水分	23.7g

ラムロース 薄切り1枚 50g

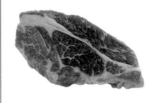

エネルギー	155kcal	カリウム	125mg
たんぱく質	7.8g	リン	70mg
食塩相当量	0.1g	水分	28.3g

ロースハム 1枚 20g

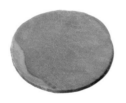

エネルギー	39kcal	カリウム	52mg
たんぱく質	3.3g	リン	68mg
食塩相当量	0.5g	水分	13.0g

ボンレスハム 1枚 20g

エネルギー	24kcal	カリウム	52mg
たんぱく質	3.7g	リン	68mg
食塩相当量	0.6g	水分	14.4g

生ハム（促成） 1枚 7g

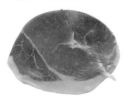

エネルギー	17kcal	カリウム	33mg
たんぱく質	1.7g	リン	14mg
食塩相当量	0.2g	水分	3.9g

穀類
肉類
魚介類
豆・豆製品
卵・乳・乳製品
野菜
いも
肉・魚介
海藻
果物・果物加工品
種実・種実加工品
菓子
調味料

●肉加工品

ベーコン 1枚 15g

エネルギー	**61** kcal	カリウム	**32** mg
たんぱく質	**1.9** g	リン	**35** mg
食塩相当量	**0.3** g	水分	**6.8** g

ウインナソーセージ 1本 20g

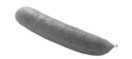

エネルギー	**64** kcal	カリウム	**36** mg
たんぱく質	**2.6** g	リン	**38** mg
食塩相当量	**0.4** g	水分	**10.6** g

フランクフルトソーセージ
1本 50g

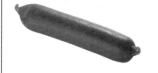

エネルギー	**149** kcal	カリウム	**100** mg
たんぱく質	**6.4** g	リン	**85** mg
食塩相当量	**1.0** g	水分	**27.0** g

サラミソーセージ（セミドライ）
1枚 10g

エネルギー	**35** kcal	カリウム	**24** mg
たんぱく質	**1.7** g	リン	**21** mg
食塩相当量	**0.3** g	水分	**4.7** g

コンビーフ缶詰め 小1缶100g

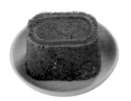

エネルギー	**203** kcal	カリウム	**110** mg
たんぱく質	**19.8** g	リン	**120** mg
食塩相当量	**1.8** g	水分	**63.4** g

焼き豚 1cm厚さ20g

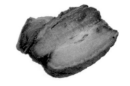

エネルギー	**34** kcal	カリウム	**58** mg
たんぱく質	**3.9** g	リン	**52** mg
食塩相当量	**0.5** g	水分	**12.9** g

知っておきたい肉の種類

肉は和牛と国産牛など、種類によっても栄養成分に違いがあります。ここでチェックしておきましょう。

和牛と国産牛の違いは？

肩ロース（脂身つき）100gの

たんぱく質量でくらべると…

和牛
13.8g ＜ 国産牛
16.2g ＜ 輸入牛
17.9g

和牛は松阪牛や米沢牛など、銘柄牛が対象で、国産牛は乳用肥育牛（ホルスタイン）です。赤身の多い輸入牛よりも、脂肪が多い国産牛が、さらに国産牛のなかでも和牛のほうが、たんぱく質が少なくなります（＊本書では国産牛での数値を採用しています）。

黒豚って？

肩ロース（脂身つき）100gの

たんぱく質量でくらべると…

大型種
17.1g ＜ 中型種（黒豚）
17.7g

豚には中型種と大型種があります。一般に売られているのは大型種。「黒豚」として売られているのは中型種で肉の味がよく、生産量は少なめです。肩ロースでくらべると、黒豚のほうがたんぱく質は多めです（＊本書では大型種での数値を採用しています）。

ブロイラーって？

もも肉（皮つき）100gの

たんぱく質量でくらべると…

若鶏肉
16.6g ＜ 成鶏肉
17.3g

鶏肉は成長の程度で「成鶏肉」と「若鶏肉」に区別されますが、一般に売られているのは、若鶏肉（ブロイラー）で、生後3カ月未満をさします。鶏肉は肉類のなかでは脂肪が少なく、高たんぱくです。もも肉でくらべると、若鶏肉のほうがたんぱく質は少なめです。

High & Low たんぱく質量　　＊魚介の重量はすべて正味です。

青背の魚60g でくらべると……

さんま 約2/3尾

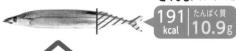

191 kcal ｜ たんぱく質 **10.9**g

∧

いわし 1と1/3尾

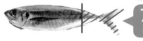

101 kcal ｜ たんぱく質 **11.5**g

∧

あじ 中1尾弱

76 kcal ｜ たんぱく質 **11.8**g

∧

さば 1/2切れ

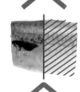

148 kcal ｜ たんぱく質 **12.4**g

∧

かつお 刺し身用3切れ

99 kcal ｜ たんぱく質 **15.0**g

\おすすめは?/

脂の乗った 魚を
さんまやいわし など脂の乗った ものが、たんぱく 質量は低め。そ れでも、1日の適 量は 50 ～ 60g。 たんぱく質量に して 10g 前後が めやすです。

✔ **要チェック!**

かつおは高たんぱく!
青背のなかでは高たんぱくのかつお。脂の乗った秋獲りのほ うが春獲りより、60gで0.5gほど少なくなります。

白身魚60g

でくらべると……

  く く

たら 2/3切れ	かじき（めかじき）1/2切れ	鮭 2/3切れ

46 kcal ｜ たんぱく質 **10.6**g

92 kcal ｜ たんぱく質 **11.5**g

80 kcal ｜ たんぱく質 **13.4**g

✓ **要チェック！**

白身魚も高たんぱく
白身魚も青背の魚と同じようにたんぱく質は多く、なかでも鮭は多め。食べる量に限りがある分、炒め物など油を使った調理法で、エネルギーを確保しましょう。

えび、いか、あさり60g でくらべると……

  く く

あさり殻つき 約15個	するめいか（胴・皮なし）約1/2ぱい分	えび（大正えび）約3尾

18 kcal ｜ たんぱく質 **3.6**g

51 kcal ｜ たんぱく質 **11.2**g

57 kcal ｜ たんぱく質 **13.0**g

✓ **要チェック！**

貝類は塩分も多い
貝類は魚介のなかでは低たんぱく。ただし、あさり60gで食塩相当量1.3gと多いので、調理の際は調味料を控える工夫が必要。

●一尾魚

あじ 中1尾150g （正味 68g）		**あゆ** 1尾 80g （正味 40g）	
		成分値は養殖のもの	
エネルギー **86** kcal	カリウム **245** mg	エネルギー **61** kcal	カリウム **144** mg
たんぱく質 **13.4** g	リン **156** mg	たんぱく質 **7.1** g	リン **128** mg
食塩相当量 **0.2** g	水分 **51.1** g	食塩相当量 微	水分 **28.8** g
いわし（まいわし） 中1尾100g （正味 40g）		**かたくちいわし** 1尾 15g （正味 8g）	
エネルギー **68** kcal	カリウム **108** mg	エネルギー **15** kcal	カリウム **24** mg
たんぱく質 **7.7** g	リン **92** mg	たんぱく質 **1.5** g	リン **19** mg
食塩相当量 **0.1** g	水分 **27.6** g	食塩相当量 微	水分 **5.5** g
きす 1尾 40g （正味 18g）		**さんま** 1尾 150g （正味 98g）	
エネルギー **14** kcal	カリウム **61** mg	エネルギー **312** kcal	カリウム **196** mg
たんぱく質 **3.3** g	リン **32** mg	たんぱく質 **17.7** g	リン **176** mg
食塩相当量 **0.1** g	水分 **14.5** g	食塩相当量 **0.4** g	水分 **54.5** g

●切り身魚

かじき（めかじき） 1切れ120g

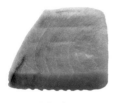

エネルギー	**184** kcal	カリウム	**528** mg
たんぱく質	**23.0** g	リン	**312** mg
食塩相当量	**0.2** g	水分	**86.6** g

かつお刺し身用 3切れ 60g

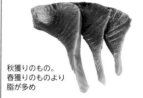

秋獲りのもの。
春獲りのものより
脂が多め

エネルギー	**99** kcal	カリウム	**228** mg
たんぱく質	**15.0** g	リン	**156** mg
食塩相当量	**0.1** g	水分	**40.4** g

子持ちがれい 1切れ 170g
（正味 102g）

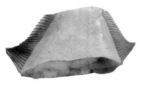

エネルギー	**146** kcal	カリウム	**296** mg
たんぱく質	**20.3** g	リン	**204** mg
食塩相当量	**0.2** g	水分	**74.2** g

きんめだい 1切れ120g

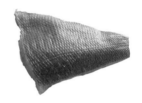

エネルギー	**192** kcal	カリウム	**396** mg
たんぱく質	**21.4** g	リン	**588** mg
食塩相当量	**0.1** g	水分	**86.5** g

キングサーモン 1切れ100g

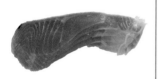

エネルギー	**200** kcal	カリウム	**380** mg
たんぱく質	**19.5** g	リン	**250** mg
食塩相当量	**0.1** g	水分	**66.5** g

鮭 1切れ 80g

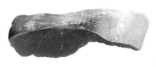

成分値はしろさけのもの

エネルギー	**106** kcal	カリウム	**280** mg
たんぱく質	**17.8** g	リン	**192** mg
食塩相当量	**0.2** g	水分	**57.8** g

穀類

肉類

魚介類

豆・製品

卵・乳製品

野菜・いも

きのこ

海藻

果物・果物加工品

種実・糖実加工品

菓子飲料

調味料

●切り身魚

さば 1切れ120g

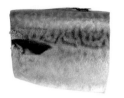

エネルギー	**296** kcal	カリウム	**396** mg
たんぱく質	**24.7** g	リン	**264** mg
食塩相当量	**0.4** g	水分	**74.5** g

たい（まだい） 1切れ 80g

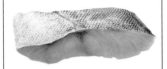

成分値は天然のもの

エネルギー	**114** kcal	カリウム	**352** mg
たんぱく質	**16.5** g	リン	**176** mg
食塩相当量	**0.1** g	水分	**57.8** g

たら 1切れ 80g

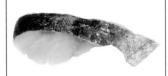

エネルギー	**62** kcal	カリウム	**280** mg
たんぱく質	**14.1** g	リン	**184** mg
食塩相当量	**0.2** g	水分	**64.7** g

ぶり 1切れ 80g

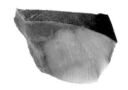

エネルギー	**206** kcal	カリウム	**304** mg
たんぱく質	**17.1** g	リン	**104** mg
食塩相当量	**0.1** g	水分	**47.7** g

まぐろ・赤身
刺し身用3切れ 50g

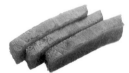

成分値はきはだまぐろのもの

エネルギー	**56** kcal	カリウム	**225** mg
たんぱく質	**12.2** g	リン	**145** mg
食塩相当量	**0.1** g	水分	**37.0** g

まぐろ・トロ
刺し身用3切れ 50g

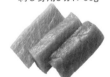

成分値はくろまぐろのもの

エネルギー	**172** kcal	カリウム	**115** mg
たんぱく質	**10.1** g	リン	**90** mg
食塩相当量	**0.1** g	水分	**25.7** g

●いか、たこ、えび

穀類
肉類
魚介類
豆製品・豆
卵・乳製品・乳
野菜・いも
きのこ
海藻
果物・果物加工品
種実・豆類加工品
砂糖・甘味料
調味料

するめいか 1ぱい 300g
（正味210g）

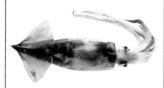

エネルギー	**174** kcal	カリウム	**630** mg
たんぱく質	**37.6** g	リン	**525** mg
食塩相当量	**1.1** g	水分	**168.4** g

するめいか（胴・皮なし）
1/3 ぱい分 40g

エネルギー	**34** kcal	カリウム	**136** mg
たんぱく質	**7.4** g	リン	**108** mg
食塩相当量	**0.2** g	水分	**31.6** g

ほたるいか 1ぱい 5g

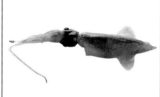

エネルギー	**4** kcal	カリウム	**15** mg
たんぱく質	**0.6** g	リン	**9** mg
食塩相当量	微	水分	**4.2** g

たこ（ゆで）足1本 150g

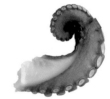

エネルギー	**149** kcal	カリウム	**360** mg
たんぱく質	**32.6** g	リン	**180** mg
食塩相当量	**0.9** g	水分	**114.3** g

大正えび 小1尾 40g
（正味18g）

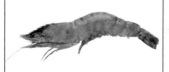

エネルギー	**17** kcal	カリウム	**65** mg
たんぱく質	**3.9** g	リン	**54** mg
食塩相当量	**0.1** g	水分	**13.7** g

ブラックタイガー 1尾 40g
（正味18g）

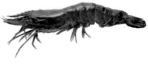

エネルギー	**15** kcal	カリウム	**41** mg
たんぱく質	**3.3** g	リン	**38** mg
食塩相当量	**0.1** g	水分	**14.4** g

51

●えび、かに、貝類

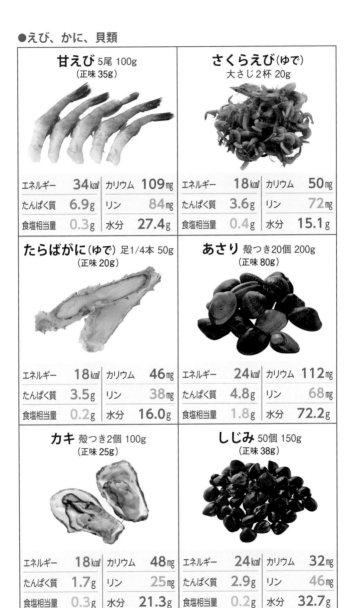

甘えび 5尾 100g
(正味 35g)

エネルギー	34 kcal	カリウム	109 mg
たんぱく質	6.9 g	リン	84 mg
食塩相当量	0.3 g	水分	27.4 g

さくらえび(ゆで)
大さじ2杯 20g

エネルギー	18 kcal	カリウム	50 mg
たんぱく質	3.6 g	リン	72 mg
食塩相当量	0.4 g	水分	15.1 g

たらばがに(ゆで) 足1/4本 50g
(正味 20g)

エネルギー	18 kcal	カリウム	46 mg
たんぱく質	3.5 g	リン	38 mg
食塩相当量	0.2 g	水分	16.0 g

あさり 殻つき20個 200g
(正味 80g)

エネルギー	24 kcal	カリウム	112 mg
たんぱく質	4.8 g	リン	68 mg
食塩相当量	1.8 g	水分	72.2 g

カキ 殻つき2個 100g
(正味 25g)

エネルギー	18 kcal	カリウム	48 mg
たんぱく質	1.7 g	リン	25 mg
食塩相当量	0.3 g	水分	21.3 g

しじみ 50個 150g
(正味 38g)

エネルギー	24 kcal	カリウム	32 mg
たんぱく質	2.9 g	リン	46 mg
食塩相当量	0.2 g	水分	32.7 g

●貝類、魚卵、魚介加工品

はまぐり 殻つき5個 150g
（正味60g）

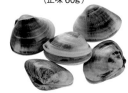

エネルギー	23kcal	カリウム	96mg
たんぱく質	3.7g	リン	58mg
食塩相当量	1.2g	水分	53.3g

ほたて貝柱 1個 30g

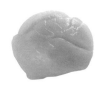

エネルギー	26kcal	カリウム	114mg
たんぱく質	5.1g	リン	69mg
食塩相当量	0.1g	水分	23.5g

イクラ 大さじ1杯 16g

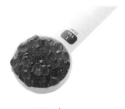

エネルギー	44kcal	カリウム	34mg
たんぱく質	5.2g	リン	85mg
食塩相当量	0.4g	水分	7.7g

たらこ 1/2腹 50g

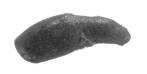

エネルギー	70kcal	カリウム	150mg
たんぱく質	12.0g	リン	195mg
食塩相当量	2.3g	水分	32.6g

辛子明太子 1/2腹 50g

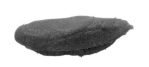

エネルギー	63kcal	カリウム	90mg
たんぱく質	10.5g	リン	145mg
食塩相当量	2.8g	水分	33.3g

しらす干し（微乾燥品）
大さじ2杯 10g

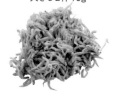

エネルギー	11kcal	カリウム	21mg
たんぱく質	2.3g	リン	47mg
食塩相当量	0.4g	水分	7.0g

穀類
肉類
魚介類
豆製品
卵・乳・乳製品
野菜・いも
きのこ
海藻
果物・果物加工品
種実・種実加工品
菓子飲料
調味料

●魚介加工品

あじ開き干し 小1尾 80g
（正味 52g）

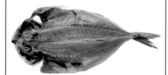

エネルギー	87kcal	カリウム	161mg
たんぱく質	10.5g	リン	114mg
食塩相当量	0.9g	水分	35.6g

塩鮭 1切れ 80g

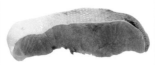

成分値はしろさけのもの

エネルギー	159kcal	カリウム	256mg
たんぱく質	17.9g	リン	216mg
食塩相当量	1.4g	水分	50.9g

ししゃも（生干し）1尾 20g

成分値はカラフトししゃも（子持ち）のもの

エネルギー	35kcal	カリウム	40mg
たんぱく質	3.1g	リン	72mg
食塩相当量	0.3g	水分	13.9g

ほっけ開き干し（生干し）
1/2尾 150g（正味 98g）

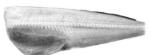

エネルギー	172kcal	カリウム	382mg
たんぱく質	20.2g	リン	323mg
食塩相当量	1.8g	水分	65.7g

うなぎかば焼き 1/3尾 50g

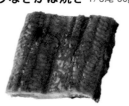

エネルギー	147kcal	カリウム	150mg
たんぱく質	11.5g	リン	150mg
食塩相当量	0.7g	水分	25.3g

煮干し 5尾 10g

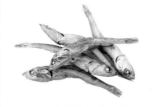

エネルギー	33kcal	カリウム	120mg
たんぱく質	6.5g	リン	150mg
食塩相当量	0.4g	水分	1.6g

●魚介加工品

かつお節 (削り節) 1パック 5g

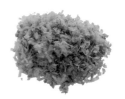

エネルギー	18kcal	カリウム	41mg
たんぱく質	3.8g	リン	34mg
食塩相当量	0.1g	水分	0.9g

かに風味かまぼこ 1本 11g

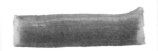

エネルギー	10kcal	カリウム	8mg
たんぱく質	1.3g	リン	8mg
食塩相当量	0.2g	水分	8.3g

かまぼこ (蒸し) 3切れ 50g

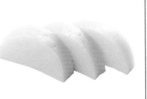

エネルギー	48kcal	カリウム	55mg
たんぱく質	6.0g	リン	30mg
食塩相当量	1.3g	水分	37.2g

さつま揚げ 1枚 65g

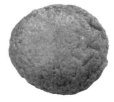

エネルギー	90kcal	カリウム	39mg
たんぱく質	8.1g	リン	46mg
食塩相当量	1.2g	水分	43.9g

焼きちくわ 小1本 30g

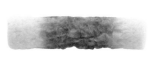

エネルギー	36kcal	カリウム	29mg
たんぱく質	3.7g	リン	33mg
食塩相当量	0.6g	水分	21.0g

はんぺん 1/2枚 50g

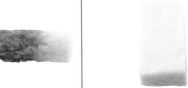

エネルギー	47kcal	カリウム	80mg
たんぱく質	5.0g	リン	55mg
食塩相当量	0.8g	水分	37.9g

穀類
肉類
魚介類
豆・豆製品
卵・乳・乳製品
野菜・いも
きのこ
海藻
果物・果物加工品
種実・種実加工品
菓子類
調味料

● 魚介加工品

魚肉ソーセージ 1本 70g

エネルギー	113kcal	カリウム	49mg
たんぱく質	8.1g	リン	140mg
食塩相当量	1.5g	水分	46.3g

ツナ缶（味つけ・フレーク）小1缶 80g

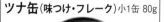

成分値は
缶汁を含んだもの

エネルギー	109kcal	カリウム	224mg
たんぱく質	15.2g	リン	280mg
食塩相当量	1.5g	水分	52.6g

ツナ缶（油漬け）ホワイト（フレーク）
小1缶 80g

成分値は
缶汁を含んだもの

エネルギー	230kcal	カリウム	152mg
たんぱく質	15.0g	リン	216mg
食塩相当量	0.7g	水分	44.8g

さば水煮缶詰め 1缶 190g

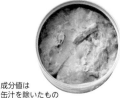

成分値は
缶汁を除いたもの

エネルギー	361kcal	カリウム	494mg
たんぱく質	39.7g	リン	361mg
食塩相当量	1.7g	水分	125.4g

さばみそ煮缶詰め 1缶 190g

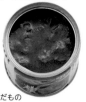

成分値は
缶汁を含んだもの

エネルギー	412kcal	カリウム	475mg
たんぱく質	31.0g	リン	475mg
食塩相当量	2.1g	水分	115.9g

さんまかば焼き缶詰め
1缶 100g

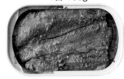

成分値は缶汁を含んだもの

エネルギー	225kcal	カリウム	250mg
たんぱく質	17.4g	リン	260mg
食塩相当量	1.5g	水分	57.0g

●魚介加工品

穀類

肉類

魚介類

豆・豆製品

卵、乳・乳製品

野菜

いも

きのこ

海藻

果物・果物加工品

種実・種実加工品

菓子類

調味料

あさり水煮缶詰め <small>小1缶 45g</small>

成分値は
缶汁を除いたもの

エネルギー	51kcal	カリウム	4mg
たんぱく質	9.1g	リン	117mg
食塩相当量	0.5g	水分	32.9g

かに水煮缶詰め <small>中1缶 110g</small>

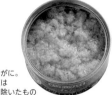

ずわいがに。
成分値は
缶汁を除いたもの

エネルギー	80kcal	カリウム	23mg
たんぱく質	17.9g	リン	132mg
食塩相当量	1.9g	水分	89.2g

鮭水煮缶詰め <small>1缶 220g</small>

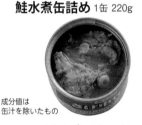

成分値は
缶汁を除いたもの

エネルギー	374kcal	カリウム	638mg
たんぱく質	46.6g	リン	682mg
食塩相当量	1.3g	水分	150.0g

ほたて貝柱水煮缶詰め
<small>1缶 80g</small>

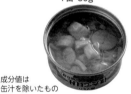

成分値は
缶汁を除いたもの

エネルギー	75kcal	カリウム	200mg
たんぱく質	15.6g	リン	136mg
食塩相当量	0.8g	水分	61.1g

アンチョビフィレ <small>1缶 50g</small>

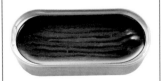

成分値は缶汁を除いたもの

エネルギー	79kcal	カリウム	70mg
たんぱく質	12.1g	リン	90mg
食塩相当量	6.6g	水分	27.2g

オイルサーディン <small>1缶 105g</small>

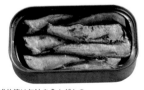

成分値は缶汁を含んだもの

エネルギー	377kcal	カリウム	294mg
たんぱく質	21.3g	リン	389mg
食塩相当量	0.8g	水分	48.5g

油と脂の違いは？ 油脂の賢いとり方

脂質は炭水化物と同様に体内でエネルギー源となる栄養素。食事では、たんぱく質を控えながらエネルギーが不足しないためにも、欠かせない栄養素です。とはいえ、過剰摂取は脂質異常症、肥満、動脈硬化などを引き起こす要因になります。「質」を考えてバランスよく摂取することが大切です。

油と脂の違いは？

脂質は主成分である脂肪酸の種類によって、大きく二つのタイプに分けられます。

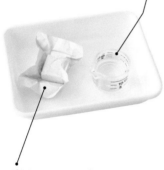

常温で固まらない
「油」→不飽和脂肪酸

不飽和脂肪酸は一価不飽和脂肪酸と多価不飽和脂肪酸に分けられます。さらに、多価不飽和脂肪酸にはn-6系列、n-3系列の脂肪酸があり、n-3系にはえごま油、しそ油などの植物油に多く含まれるα-リノレン酸や、青背の魚に多く含まれているIPA（イコサペンタエン酸）とDHA（ドコサヘキサエン酸）など。これらにはLDL（悪玉）コレステロールを減らすなどのさまざまな働きがあります。

いずれも生活習慣病予防に効果があるとされ、意識してとりたい油です。

常温で固まる
「脂」→飽和脂肪酸

肉の脂身やバター、鶏皮、生クリームなど動物性油脂に多く含まれています。

いずれもたんぱく質を抑えるためにはとり入れたい食品ですが、とりすぎは禁物です。血管から入って固まり、LDL（悪玉）コレステロールや中性脂肪を増やし、動脈硬化を引き起こす要因になります。適量を心がけましょう。

トランス脂肪酸とは、マーガリン・スナック菓子・インスタント食品などに含まれる脂肪酸の一種で、簡単にいえば「加工された油脂」。原料は植物性油脂という「液体の油脂」ですが、これを人為的に加工することで「固形化」してあります。その加工によって一部が「トランス脂肪酸」に変化します。

トランス脂肪酸はLDL（悪玉）コレステロールを増やす作用があり、多量にとり続けると動脈硬化や糖尿病、心臓疾患などの生活習慣病のリスクを増加させ、さらには老化やがんの原因にもなるといわれています。トランス脂肪酸は多くの食品に含まれるのでゼロにはできませんが、食品の成分表示をチェックして減らす工夫をしましょう。

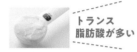

トランス
脂肪酸が多い

マーガリン・ショートニング

トランス脂肪酸の多い食品の代表はマーガリンとショートニング。いずれも安価なので、市販のパンや菓子、スナック・揚げ物・インスタントめんなど、さまざまな食品に使われている。

主食を低たんぱく質食品にかえてもエネルギーが足りない場合は、MCTオイル（中鎖脂肪酸）をとり入れるのも一法です。

MCTオイルは、速やかにエネルギーに変わり、血中中性脂肪を上昇させにくい油脂です。医療現場では、動脈硬化を予防しながら栄養状態をよくする方法として、積極的に活用されています。腎臓病においても、腎臓病用特殊食品のひとつになっています。

市販品には、液状タイプと粉末がありますが、揚げ物や炒め物など加熱するときには使えないため、料理にかけたり、飲み物にまぜて使います。また、美容効果で人気の高いココナッツオイルも中鎖脂肪酸が多く含まれています。

手軽に
エネルギーを
補給！

液状タイプは、パスタなどの料理の仕上げに加えるだけ。粉末タイプはたれやソースにまぜ込んで使う。

High & Low たんぱく質量

豆腐、厚揚げ、納豆100g

でくらべると……

絹ごし豆腐 1/3丁

62 kcal | たんぱく質 **5.3**g

\おすすめは?/

木綿より絹ごし

絹ごしと木綿では1.7gの差がありますが、ボリュームが出やすいのは木綿豆腐です。絹ごしを使う場合は、油を使うなどしてボリュームアップを。

木綿豆腐 1/3丁

80 kcal | たんぱく質 **7.0**g

厚揚げ 2/3枚

150 kcal | たんぱく質 **10.7**g

✔ 要チェック!

納豆は 小1パックに

納豆や厚揚げ、がんもどきは大豆製品のなかで高たんぱく。納豆は小1パックにするなど、量はかげんして。

がんもどき
中1と1/3個

228 kcal | たんぱく質 **15.3**g

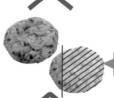

納豆
小2パック

200 kcal | たんぱく質 **16.5**g

卵1個をS・M・Lサイズでくらべると……

 く く

卵S玉
50g（正味43g）

65 kcal ｜ たんぱく質 **5.3g**

卵M玉
60g（正味51g）

77 kcal ｜ たんぱく質 **6.3g**

卵L玉
68g（正味58g）

88 kcal ｜ たんぱく質 **7.1g**

✔ 要チェック！

**サイズが変わると
たんぱく質も増減**

MとLサイズでは、Lのほうが0.8gも多くなります。たんぱく質制限がある場合は、サイズの選択も重要なポイント。

普通牛乳と低脂肪牛乳200ml
でくらべると……

普通牛乳

141 kcal ｜ たんぱく質 **6.9g**

カリウム **315mg**
リン **195mg**

低脂肪牛乳

97 kcal ｜ たんぱく質 **8.0g**

カリウム **399mg**
リン **189mg**

✔ 要チェック！

カリウムも多いので量は控えめに

牛乳はすぐれたカルシウム源ですが、カリウムとリンも多いので注意が必要。たんぱく質量でくらべると、普通牛乳のほうがコップ1杯で1.1g低くなります。

●大豆・大豆製品

大豆（ゆで） 1/4カップ 30g

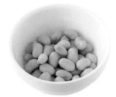

エネルギー	**53** kcal	カリウム	**159** mg
たんぱく質	**4.4** g	リン	**57** mg
食塩相当量	**0** g	水分	**19.6** g

大豆（水煮缶詰め） 1/4カップ 30g

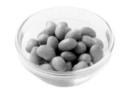

エネルギー	**42** kcal	カリウム	**75** mg
たんぱく質	**3.9** g	リン	**51** mg
食塩相当量	**0.2** g	水分	**21.5** g

木綿豆腐 1丁 300g

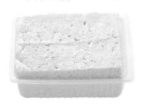

エネルギー	**240** kcal	カリウム	**330** mg
たんぱく質	**21.0** g	リン	**264** mg
食塩相当量	**0** g	水分	**257.7** g

木綿豆腐 1/3丁 100g

エネルギー	**80** kcal	カリウム	**110** mg
たんぱく質	**7.0** g	リン	**88** mg
食塩相当量	**0** g	水分	**85.9** g

絹ごし豆腐 1丁 300g

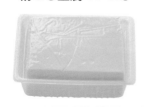

エネルギー	**186** kcal	カリウム	**450** mg
たんぱく質	**15.9** g	リン	**204** mg
食塩相当量	**0** g	水分	**265.5** g

絹ごし豆腐 1/3丁 100g

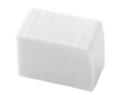

エネルギー	**62** kcal	カリウム	**150** mg
たんぱく質	**5.3** g	リン	**68** mg
食塩相当量	**0** g	水分	**88.5** g

焼き豆腐 1/3丁 100g

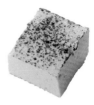

エネルギー	88 kcal	カリウム	90 mg
たんぱく質	7.8 g	リン	110 mg
食塩相当量	0 g	水分	84.8 g

納豆 小1パック 50g

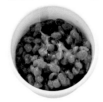

エネルギー	100 kcal	カリウム	330 mg
たんぱく質	8.3 g	リン	95 mg
食塩相当量	0 g	水分	29.8 g

厚揚げ 1/3枚 50g

エネルギー	75 kcal	カリウム	60 mg
たんぱく質	5.4 g	リン	75 mg
食塩相当量	0 g	水分	38.0 g

油揚げ 1/2枚 10g

エネルギー	41 kcal	カリウム	9 mg
たんぱく質	2.3 g	リン	35 mg
食塩相当量	0 g	水分	4.0 g

がんもどき 中1個 70g

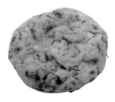

エネルギー	160 kcal	カリウム	56 mg
たんぱく質	10.7 g	リン	140 mg
食塩相当量	0.4 g	水分	44.5 g

高野豆腐 1個 20g

エネルギー	107 kcal	カリウム	7 mg
たんぱく質	10.1 g	リン	164 mg
食塩相当量	0.2 g	水分	1.4 g

穀類

肉類

魚介類

豆・豆製品

卵、乳・乳製品

野菜・いも

海藻

果物・果物加工品

種実・種実加工品

菓子

調味料

●大豆製品

おから カップ1杯 80g

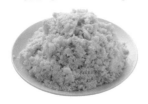

エネルギー	89kcal	カリウム	280mg
たんぱく質	4.9g	リン	79mg
食塩相当量	0g	水分	60.4g

豆乳 コップ1杯（200mℓ）210g

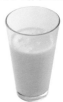

エネルギー	97kcal	カリウム	399mg
たんぱく質	7.6g	リン	103mg
食塩相当量	0g	水分	190.7g

調製豆乳プレーン
コップ1杯（200mℓ）210g

エネルギー	134kcal	カリウム	357mg
たんぱく質	6.7g	リン	92mg
食塩相当量	0.2g	水分	184.6g

ゆば（生）1枚 15g

エネルギー	35kcal	カリウム	44mg
たんぱく質	3.3g	リン	38mg
食塩相当量	0g	水分	8.9g

ゆば（干し）2枚 5g

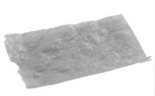

エネルギー	27kcal	カリウム	42mg
たんぱく質	2.5g	リン	30mg
食塩相当量	0g	水分	0.3g

きな粉 大さじ1杯 5g

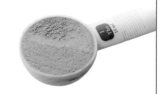

エネルギー	23kcal	カリウム	100mg
たんぱく質	1.8g	リン	33mg
食塩相当量	0g	水分	0.2g

●大豆以外の豆ほか

あずき（ゆで）20g

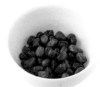

エネルギー	29 kcal	カリウム	86 mg
たんぱく質	1.7 g	リン	19 mg
食塩相当量	0 g	水分	12.8 g

あずき（ゆで・缶詰め）20g

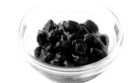

砂糖添加。液汁を含む

エネルギー	44 kcal	カリウム	32 mg
たんぱく質	0.9 g	リン	16 mg
食塩相当量	微	水分	9.1 g

金時豆（ゆで）20g

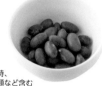

白金時、
手亡類など含む

エネルギー	29 kcal	カリウム	82 mg
たんぱく質	1.9 g	リン	28 mg
食塩相当量	0 g	水分	12.7 g

ひよこ豆（ゆで）20g

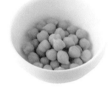

エネルギー	34 kcal	カリウム	70 mg
たんぱく質	1.9 g	リン	24 mg
食塩相当量	0 g	水分	11.9 g

うずら豆（煮豆）20g

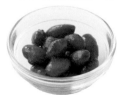

エネルギー	47 kcal	カリウム	46 mg
たんぱく質	1.3 g	リン	20 mg
食塩相当量	0.1 g	水分	8.3 g

うぐいす豆 20g

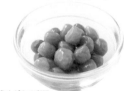

青えんどうの煮豆

エネルギー	48 kcal	カリウム	20 mg
たんぱく質	1.1 g	リン	26 mg
食塩相当量	0.1 g	水分	7.9 g

穀類
肉類
魚介類
豆豆製品・
卵、乳・乳製品
野菜いも
きのこ
海藻
果物加工品・果物
種実・種実加工品
飲み物
調味料

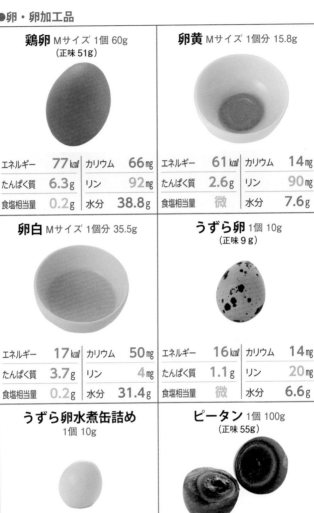

鶏卵 Mサイズ 1個 60g
（正味51g）

エネルギー	77 kcal	カリウム	66 mg
たんぱく質	6.3 g	リン	92 mg
食塩相当量	0.2 g	水分	38.8 g

卵黄 Mサイズ 1個分 15.8g

エネルギー	61 kcal	カリウム	14 mg
たんぱく質	2.6 g	リン	90 mg
食塩相当量	微	水分	7.6 g

卵白 Mサイズ 1個分 35.5g

エネルギー	17 kcal	カリウム	50 mg
たんぱく質	3.7 g	リン	4 mg
食塩相当量	0.2 g	水分	31.4 g

うずら卵 1個 10g
（正味9g）

エネルギー	16 kcal	カリウム	14 mg
たんぱく質	1.1 g	リン	20 mg
食塩相当量	微	水分	6.6 g

うずら卵水煮缶詰め
1個 10g

エネルギー	18 kcal	カリウム	3 mg
たんぱく質	1.1 g	リン	16 mg
食塩相当量	0.1 g	水分	7.3 g

ピータン 1個 100g
（正味55g）

エネルギー	118 kcal	カリウム	36 mg
たんぱく質	7.5 g	リン	127 mg
食塩相当量	1.1 g	水分	36.7 g

●乳・乳製品

牛乳（普通）
コップ1杯（200mℓ）210g

エネルギー	**141** kcal	カリウム	**315** mg
たんぱく質	**6.9** g	リン	**195** mg
食塩相当量	**0.2** g	水分	**183.5** g

牛乳（低脂肪）
コップ1杯（200mℓ）210g

エネルギー	**97** kcal	カリウム	**399** mg
たんぱく質	**8.0** g	リン	**189** mg
食塩相当量	**0.4** g	水分	**186.5** g

プレーンヨーグルト
100g

エネルギー	**62** kcal	カリウム	**170** mg
たんぱく質	**3.6** g	リン	**100** mg
食塩相当量	**0.1** g	水分	**87.7** g

ドリンクヨーグルト
コップ1杯（200mℓ）210g

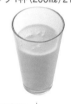

エネルギー	**137** kcal	カリウム	**273** mg
たんぱく質	**6.1** g	リン	**168** mg
食塩相当量	**0.2** g	水分	**176.0** g

生クリーム（乳脂肪）
大さじ1杯 15g

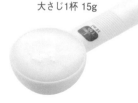

エネルギー	**65** kcal	カリウム	**12** mg
たんぱく質	**0.3** g	リン	**8** mg
食塩相当量	微	水分	**7.4** g

コーヒーホワイトナー
（液状・乳脂肪）5g

エネルギー	**11** kcal	カリウム	**3** mg
たんぱく質	**0.3** g	リン	**8** mg
食塩相当量	微	水分	**3.5** g

穀類
肉類
魚介類
豆製品
乳・卵・乳製品
野菜・いも
きのこ
海藻
果物・果物加工品
種実・種実加工品
菓子
調味料

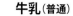

●乳製品

エバミルク 大さじ1杯 18g

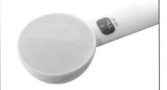

エネルギー	**26** kcal	カリウム	**59** mg
たんぱく質	**1.2** g	リン	**38** mg
食塩相当量	**0.1** g	水分	**13.1** g

スキムミルク 大さじ1杯 8g

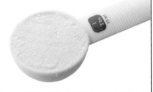

エネルギー	**29** kcal	カリウム	**144** mg
たんぱく質	**2.7** g	リン	**80** mg
食塩相当量	**0.1** g	水分	**0.3** g

プロセスチーズ
ブロックタイプ1個 20g

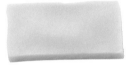

エネルギー	**68** kcal	カリウム	**12** mg
たんぱく質	**4.5** g	リン	**146** mg
食塩相当量	**0.6** g	水分	**9.0** g

スライスチーズ
スライスタイプ1枚 19g

エネルギー	**64** kcal	カリウム	**11** mg
たんぱく質	**4.3** g	リン	**139** mg
食塩相当量	**0.5** g	水分	**8.6** g

ピザ用チーズ 50g

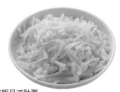

市販品で計測

エネルギー	**193** kcal	カリウム	**39** mg
たんぱく質	**12.9** g	リン	**265** mg
食塩相当量	**0.8** g	水分	**18.9** g

カッテージチーズ 50g

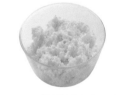

エネルギー	**53** kcal	カリウム	**25** mg
たんぱく質	**6.7** g	リン	**65** mg
食塩相当量	**0.5** g	水分	**39.5** g

●乳製品

カマンベールチーズ
1/4切れ25g

エネルギー	**78** kcal	カリウム	**30** mg
たんぱく質	**4.8** g	リン	**83** mg
食塩相当量	**0.5** g	水分	**13.0** g

クリームチーズ 50g

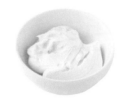

エネルギー	**173** kcal	カリウム	**35** mg
たんぱく質	**4.1** g	リン	**43** mg
食塩相当量	**0.4** g	水分	**27.8** g

チェダーチーズ 1切れ 25g

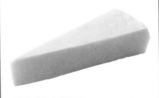

エネルギー	**106** kcal	カリウム	**21** mg
たんぱく質	**6.4** g	リン	**125** mg
食塩相当量	**0.5** g	水分	**8.8** g

ゴーダチーズ 1切れ 25g

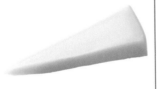

エネルギー	**95** kcal	カリウム	**19** mg
たんぱく質	**6.5** g	リン	**123** mg
食塩相当量	**0.5** g	水分	**10.0** g

パルメザンチーズ
大さじ1杯8g

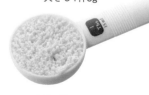

エネルギー	**38** kcal	カリウム	**10** mg
たんぱく質	**3.5** g	リン	**68** mg
食塩相当量	**0.3** g	水分	**1.2** g

モッツァレラチーズ
1切れ 30g

エネルギー	**83** kcal	カリウム	**6** mg
たんぱく質	**5.5** g	リン	**78** mg
食塩相当量	**0.1** g	水分	**16.9** g

穀類
肉類
魚介類
豆・豆製品
卵・乳製品

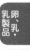
野菜・いも

きのこ

海藻

果物・加工品・果物

種実・加工品・種実

菓子・飲料

調味料

High & Low たんぱく質量

1日にとる野菜量 でくらべると……

＊ここでは野菜に含まれるたんぱく質量で対比しています。

たんぱく質が**少なめの野菜**
を組み合わせて……

野菜量 300g

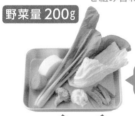

たんぱく質
2.5〜3g

たんぱく質が
少なめの野菜と**多め**の野菜
を組み合わせて……

野菜量 200g

たんぱく質
2.5〜3g

たんぱく質が**多め**の野菜
を組み合わせて……

野菜量 100g

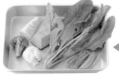

たんぱく質
2.5〜3g

\ おすすめは? /

**淡色野菜を
中心に**

腎臓病の場合、1日
に野菜からとるた
んぱく質のめやす
は2.5 〜 3g。たん
ぱく質が少なめの
淡色野菜を中心に
組み合わせると、
300gがとれます。

✔ 要チェック!

**緑黄色野菜は
とりすぎに注意**

淡色野菜のなかで
もたけのこやれん
こん、青菜類やブ
ロッコリーなどの
緑黄色野菜はたん
ぱく質が多め。ま
た枝豆やそら豆も
多いので、とりす
ぎに注意が必要で
す。

野菜50gをゆでて くらべると……

*生の野菜50gは正味です。ゆでると重量が変化するため、それを考慮して対比しています（重量の変化率はP84参照）。

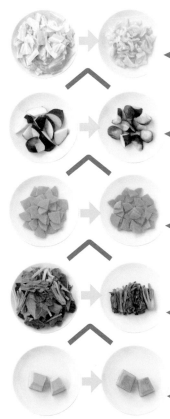

キャベツ 葉1/2枚分

カリウム	
生	100 mg
ゆでると	41 mg

なす 約1/2個分

カリウム	
生	110 mg
ゆでると	90 mg

にんじん（皮むき）
約1/4本分

カリウム	
生	135 mg
ゆでると	104 mg

ほうれんそう
約2株分

カリウム	
生	345 mg
ゆでると	172 mg

かぼちゃ
約3cm角2切れ

カリウム	
生	225 mg
ゆでると	211 mg

✓ 要チェック！
**ゆでこぼすと
カリウムが減少**

ほうれんそうやにらなどの青菜類、たけのこやかぼちゃ、枝豆などは多め。カリウムはゆでることで湯に流れ出ますので、調理の際は下ゆでしてから使うと摂取量を減らすことができます。

●緑黄色野菜

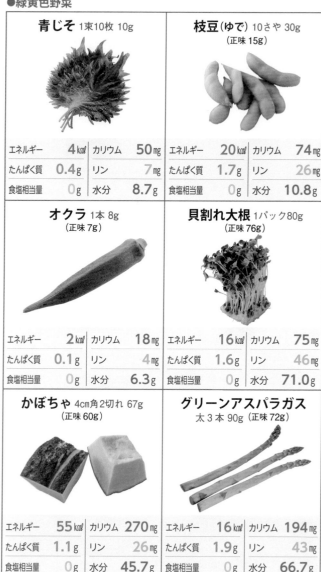

青じそ 1束10枚 10g

エネルギー	4 kcal	カリウム	50 mg
たんぱく質	0.4 g	リン	7 mg
食塩相当量	0 g	水分	8.7 g

枝豆（ゆで） 10さや 30g
（正味 15g）

エネルギー	20 kcal	カリウム	74 mg
たんぱく質	1.7 g	リン	26 mg
食塩相当量	0 g	水分	10.8 g

オクラ 1本 8g
（正味 7g）

エネルギー	2 kcal	カリウム	18 mg
たんぱく質	0.1 g	リン	4 mg
食塩相当量	0 g	水分	6.3 g

貝割れ大根 1パック80g
（正味 76g）

エネルギー	16 kcal	カリウム	75 mg
たんぱく質	1.6 g	リン	46 mg
食塩相当量	0 g	水分	71.0 g

かぼちゃ 4cm角2切れ 67g
（正味 60g）

エネルギー	55 kcal	カリウム	270 mg
たんぱく質	1.1 g	リン	26 mg
食塩相当量	0 g	水分	45.7 g

グリーンアスパラガス
太3本 90g（正味 72g）

エネルギー	16 kcal	カリウム	194 mg
たんぱく質	1.9 g	リン	43 mg
食塩相当量	0 g	水分	66.7 g

●緑黄色野菜

グリンピース（ゆで） 30g

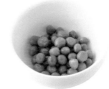

エネルギー	33 kcal	カリウム	102 mg
たんぱく質	2.5g	リン	24 mg
食塩相当量	0g	水分	21.7g

クレソン 1束4本 24g
（正味 20g）

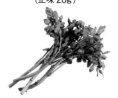

エネルギー	3 kcal	カリウム	66 mg
たんぱく質	0.4g	リン	11 mg
食塩相当量	微	水分	18.8g

香菜 1茎 40g

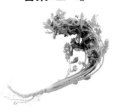

エネルギー	9 kcal	カリウム	208 mg
たんぱく質	0.8g	リン	19 mg
食塩相当量	0g	水分	36.9g

小松菜 1株 150g
（正味 128g）

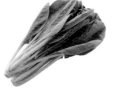

エネルギー	18 kcal	カリウム	640 mg
たんぱく質	1.9g	リン	58 mg
食塩相当量	0g	水分	120.4g

さやいんげん 5本 40g
（正味 39g）

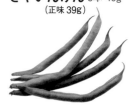

エネルギー	9 kcal	カリウム	101 mg
たんぱく質	0.7g	リン	16 mg
食塩相当量	0g	水分	36.0g

サニーレタス 1株 300g
（正味 282g）

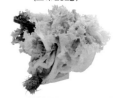

エネルギー	45 kcal	カリウム	1156 mg
たんぱく質	3.4g	リン	87 mg
食塩相当量	0g	水分	265.4g

穀類
肉類
魚介類
豆・豆製品
卵、乳・乳製品
い野も菜
きのこ
海藻
果物・果物加工品
種実・種実加工品
菓子
調味料

●緑黄色野菜

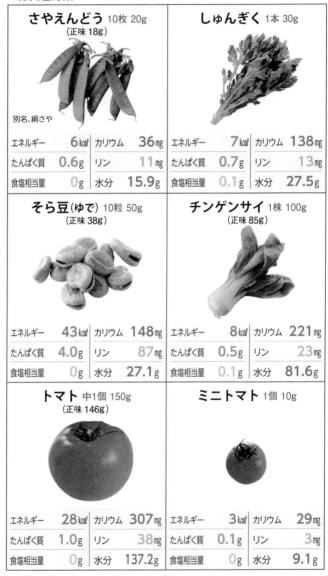

さやえんどう 10枚 20g
(正味18g)

別名、絹さや

エネルギー	6kcal	カリウム	36mg
たんぱく質	0.6g	リン	11mg
食塩相当量	0g	水分	15.9g

しゅんぎく 1本 30g

エネルギー	7kcal	カリウム	138mg
たんぱく質	0.7g	リン	13mg
食塩相当量	0.1g	水分	27.5g

そら豆(ゆで) 10粒 50g
(正味38g)

エネルギー	43kcal	カリウム	148mg
たんぱく質	4.0g	リン	87mg
食塩相当量	0g	水分	27.1g

チンゲンサイ 1株 100g
(正味85g)

エネルギー	8kcal	カリウム	221mg
たんぱく質	0.5g	リン	23mg
食塩相当量	0.1g	水分	81.6g

トマト 中1個 150g
(正味146g)

エネルギー	28kcal	カリウム	307mg
たんぱく質	1.0g	リン	38mg
食塩相当量	0g	水分	137.2g

ミニトマト 1個 10g

エネルギー	3kcal	カリウム	29mg
たんぱく質	0.1g	リン	3mg
食塩相当量	0g	水分	9.1g

●緑黄色野菜

穀類
肉類
魚介類
豆・豆製品
卵、乳・乳製品
野菜・いも
きのこ
海藻
果物・果物加工品
種実・種実加工品
菓子・飲料
調味料

万能ねぎ 10本 30g
（正味 27g）

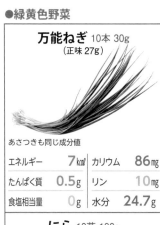

あさつきも同じ成分値

エネルギー	7kcal	カリウム	86mg
たんぱく質	0.5g	リン	10mg
食塩相当量	0g	水分	24.7g

菜の花 1本 10g

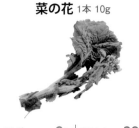

エネルギー	3kcal	カリウム	39mg
たんぱく質	0.4g	リン	9mg
食塩相当量	0g	水分	8.8g

にら 10茎 100g
（正味 95g）

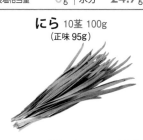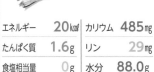

エネルギー	20kcal	カリウム	485mg
たんぱく質	1.6g	リン	29mg
食塩相当量	0g	水分	88.0g

にんじん 中1本200g
（正味 180g）

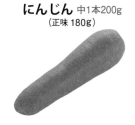

エネルギー	65kcal	カリウム	486mg
たんぱく質	1.4g	リン	45mg
食塩相当量	0.2g	水分	161.5g

パセリ 1本 10g
（正味 9g）

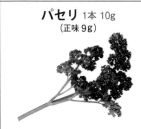

エネルギー	4kcal	カリウム	90mg
たんぱく質	0.4g	リン	5mg
食塩相当量	0g	水分	7.6g

ピーマン 中1個 40g
（正味 34g）

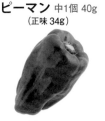

エネルギー	7kcal	カリウム	65mg
たんぱく質	0.3g	リン	7mg
食塩相当量	0g	水分	31.8g

75

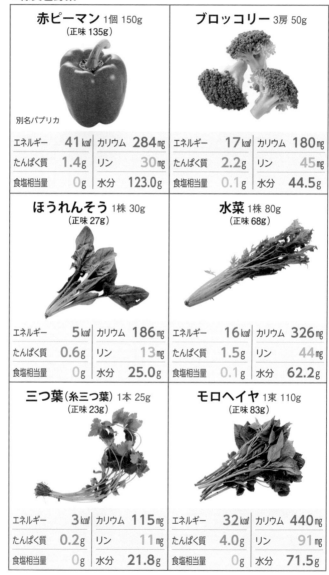

●緑黄色野菜

赤ピーマン 1個 150g
（正味 135g）

別名パプリカ

エネルギー	41 kcal	カリウム	284 mg
たんぱく質	1.4 g	リン	30 mg
食塩相当量	0 g	水分	123.0 g

ブロッコリー 3房 50g

エネルギー	17 kcal	カリウム	180 mg
たんぱく質	2.2 g	リン	45 mg
食塩相当量	0.1 g	水分	44.5 g

ほうれんそう 1株 30g
（正味 27g）

エネルギー	5 kcal	カリウム	186 mg
たんぱく質	0.6 g	リン	13 mg
食塩相当量	0 g	水分	25.0 g

水菜 1株 80g
（正味 68g）

エネルギー	16 kcal	カリウム	326 mg
たんぱく質	1.5 g	リン	44 mg
食塩相当量	0.1 g	水分	62.2 g

三つ葉（糸三つ葉） 1本 25g
（正味 23g）

エネルギー	3 kcal	カリウム	115 mg
たんぱく質	0.2 g	リン	11 mg
食塩相当量	0 g	水分	21.8 g

モロヘイヤ 1束 110g
（正味 83g）

エネルギー	32 kcal	カリウム	440 mg
たんぱく質	4.0 g	リン	91 mg
食塩相当量	0 g	水分	71.5 g

●淡色野菜

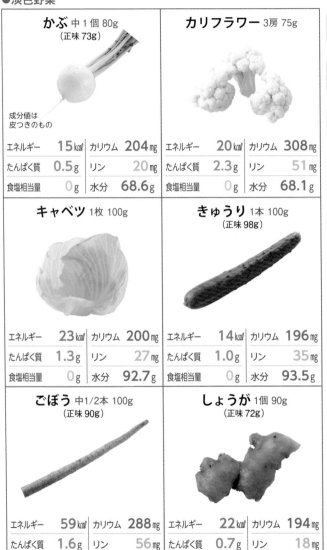

かぶ 中1個 80g
（正味73g）

成分値は
皮つきのもの

エネルギー	15 kcal	カリウム	204 mg
たんぱく質	0.5 g	リン	20 mg
食塩相当量	0 g	水分	68.6 g

カリフラワー 3房 75g

エネルギー	20 kcal	カリウム	308 mg
たんぱく質	2.3 g	リン	51 mg
食塩相当量	0 g	水分	68.1 g

キャベツ 1枚 100g

エネルギー	23 kcal	カリウム	200 mg
たんぱく質	1.3 g	リン	27 mg
食塩相当量	0 g	水分	92.7 g

きゅうり 1本 100g
（正味98g）

エネルギー	14 kcal	カリウム	196 mg
たんぱく質	1.0 g	リン	35 mg
食塩相当量	0 g	水分	93.5 g

ごぼう 中1/2本 100g
（正味90g）

エネルギー	59 kcal	カリウム	288 mg
たんぱく質	1.6 g	リン	56 mg
食塩相当量	0 g	水分	73.5 g

しょうが 1個 90g
（正味72g）

エネルギー	22 kcal	カリウム	194 mg
たんぱく質	0.7 g	リン	18 mg
食塩相当量	0 g	水分	65.8 g

穀類
肉類
魚介類
豆製品・豆
卵・乳・乳製品
い野菜・も
きのこ
海藻
果物・果物加工品
種実・種実加工品
砂糖
調味料

●淡色野菜

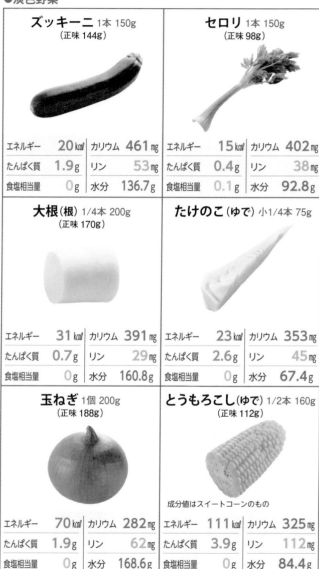

ズッキーニ 1本 150g
（正味 144g）

エネルギー	20 kcal	カリウム	461 mg
たんぱく質	1.9 g	リン	53 mg
食塩相当量	0 g	水分	136.7 g

セロリ 1本 150g
（正味 98g）

エネルギー	15 kcal	カリウム	402 mg
たんぱく質	0.4 g	リン	38 mg
食塩相当量	0.1 g	水分	92.8 g

大根（根）1/4本 200g
（正味 170g）

エネルギー	31 kcal	カリウム	391 mg
たんぱく質	0.7 g	リン	29 mg
食塩相当量	0 g	水分	160.8 g

たけのこ（ゆで）小1/4本 75g

エネルギー	23 kcal	カリウム	353 mg
たんぱく質	2.6 g	リン	45 mg
食塩相当量	0 g	水分	67.4 g

玉ねぎ 1個 200g
（正味 188g）

エネルギー	70 kcal	カリウム	282 mg
たんぱく質	1.9 g	リン	62 mg
食塩相当量	0 g	水分	168.6 g

とうもろこし（ゆで）1/2本 160g
（正味 112g）

成分値はスイートコーンのもの

エネルギー	111 kcal	カリウム	325 mg
たんぱく質	3.9 g	リン	112 mg
食塩相当量	0 g	水分	84.4 g

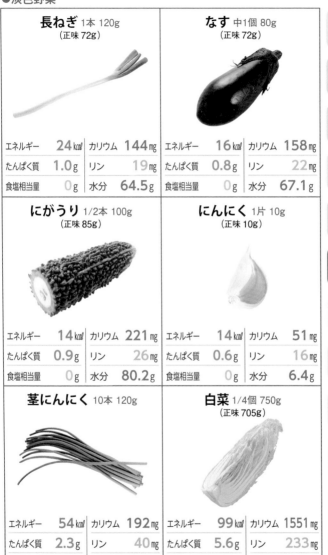

長ねぎ 1本 120g
（正味 72g）

エネルギー	24 kcal	カリウム	144 mg
たんぱく質	1.0 g	リン	19 mg
食塩相当量	0 g	水分	64.5 g

なす 中1個 80g
（正味 72g）

エネルギー	16 kcal	カリウム	158 mg
たんぱく質	0.8 g	リン	22 mg
食塩相当量	0 g	水分	67.1 g

にがうり 1/2本 100g
（正味 85g）

エネルギー	14 kcal	カリウム	221 mg
たんぱく質	0.9 g	リン	26 mg
食塩相当量	0 g	水分	80.2 g

にんにく 1片 10g
（正味 10g）

エネルギー	14 kcal	カリウム	51 mg
たんぱく質	0.6 g	リン	16 mg
食塩相当量	0 g	水分	6.4 g

茎にんにく 10本 120g

エネルギー	54 kcal	カリウム	192 mg
たんぱく質	2.3 g	リン	40 mg
食塩相当量	0 g	水分	104.0 g

白菜 1/4個 750g
（正味 705g）

エネルギー	99 kcal	カリウム	1551 mg
たんぱく質	5.6 g	リン	233 mg
食塩相当量	0 g	水分	671.2 g

穀類
肉類
魚介類
豆・製品
卵・乳・乳製品
いも野菜
きのこ
海藻
果物・果物加工品
種実・種実加工品
調味料

79

●淡色野菜

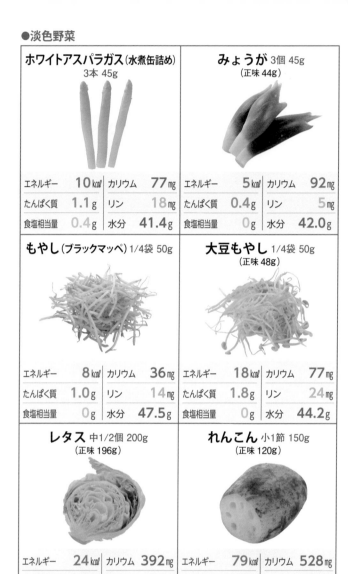

ホワイトアスパラガス（水煮缶詰め）
3本 45g

エネルギー	10 kcal	カリウム	77 mg
たんぱく質	1.1 g	リン	18 mg
食塩相当量	0.4 g	水分	41.4 g

みょうが 3個 45g
（正味 44g）

エネルギー	5 kcal	カリウム	92 mg
たんぱく質	0.4 g	リン	5 mg
食塩相当量	0 g	水分	42.0 g

もやし（ブラックマッペ）1/4袋 50g

エネルギー	8 kcal	カリウム	36 mg
たんぱく質	1.0 g	リン	14 mg
食塩相当量	0 g	水分	47.5 g

大豆もやし 1/4袋 50g
（正味 48g）

エネルギー	18 kcal	カリウム	77 mg
たんぱく質	1.8 g	リン	24 mg
食塩相当量	0 g	水分	44.2 g

レタス 中1/2個 200g
（正味 196g）

エネルギー	24 kcal	カリウム	392 mg
たんぱく質	1.2 g	リン	43 mg
食塩相当量	0 g	水分	188.0 g

れんこん 小1節 150g
（正味 120g）

エネルギー	79 kcal	カリウム	528 mg
たんぱく質	2.3 g	リン	89 mg
食塩相当量	0.1 g	水分	97.8 g

さつまいも 125g
(正味114g)

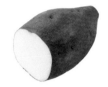

エネルギー	153kcal	カリウム	547mg
たんぱく質	1.4g	リン	54mg
食塩相当量	0g	水分	74.8g

さといも 中1個 70g
(正味60g)

エネルギー	35kcal	カリウム	384mg
たんぱく質	0.9g	リン	33mg
食塩相当量	0g	水分	50.5g

じゃがいも 1個 150g
(正味135g)

エネルギー	103kcal	カリウム	554mg
たんぱく質	2.4g	リン	63mg
食塩相当量	0g	水分	107.7g

じゃがいも（メークイン）
1個 120g（正味108g）

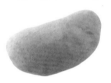

エネルギー	82kcal	カリウム	443mg
たんぱく質	1.9g	リン	51mg
食塩相当量	0g	水分	86.2g

やまといも 小1/2個 100g
(正味90g)

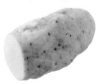

エネルギー	111kcal	カリウム	531mg
たんぱく質	4.1g	リン	65mg
食塩相当量	0g	水分	60.0g

長いも 5cm長さ 100g
(正味90g)

エネルギー	59kcal	カリウム	387mg
たんぱく質	2.0g	リン	24mg
食塩相当量	0g	水分	74.3g

穀類

肉類

魚介類

豆・豆製品

卵・乳・乳製品

い野も菜

きのこ

海藻

果物・果物加工品

種実・種実加工品

菓子

調味料

●山菜

うど 中1本 400g
（正味 260g）

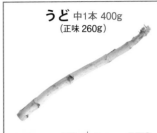

エネルギー	47 kcal	カリウム	572 mg
たんぱく質	2.1 g	リン	65 mg
食塩相当量	0 g	水分	245.4 g

こごみ 小10本 50g

エネルギー	14 kcal	カリウム	175 mg
たんぱく質	1.5 g	リン	35 mg
食塩相当量	0 g	水分	45.4 g

たらの芽 1個 10g（正味 7g）

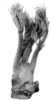

エネルギー	2 kcal	カリウム	32 mg
たんぱく質	0.3 g	リン	8 mg
食塩相当量	0 g	水分	6.3 g

ふき 30cm長さ 3本 90g
（正味 81g）

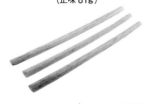

エネルギー	9 kcal	カリウム	267 mg
たんぱく質	0.2 g	リン	15 mg
食塩相当量	0.1 g	水分	77.6 g

ふきのとう 1個 8g

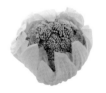

エネルギー	3 kcal	カリウム	59 mg
たんぱく質	0.2 g	リン	7 mg
食塩相当量	0 g	水分	6.8 g

わらび 10本 60g
（正味 56g）

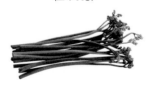

エネルギー	12 kcal	カリウム	207 mg
たんぱく質	1.3 g	リン	26 mg
食塩相当量	0 g	水分	51.9 g

キムチ（白菜）1食分 30g

成分値は軽く漬け汁をしぼったもの

エネルギー	**14** kcal	カリウム	**102** mg
たんぱく質	**0.8** g	リン	**17** mg
食塩相当量	**0.7** g	水分	**25.7** g

高菜漬け 1食分 25g

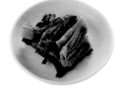

成分値は水洗いしたもの

エネルギー	**8** kcal	カリウム	**113** mg
たんぱく質	**0.7** g	リン	**11** mg
食塩相当量	**1.5** g	水分	**20.9** g

ぬか漬け 1食分 30g

成分値はなす、大根、きゅうり各10g分

エネルギー	**8** kcal	カリウム	**152** mg
たんぱく質	**0.5** g	リン	**18** mg
食塩相当量	**1.2** g	水分	**26.1** g

メンマ 1食分 30g

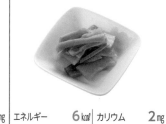

エネルギー	**6** kcal	カリウム	**2** mg
たんぱく質	**0.3** g	リン	**3** mg
食塩相当量	**0.3** g	水分	**28.2** g

板こんにゃく 1枚 200g

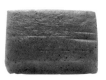

エネルギー	**10** kcal	カリウム	**66** mg
たんぱく質	**0.2** g	リン	**10** mg
食塩相当量	**0** g	水分	**194.6** g

しらたき 小1玉 90g

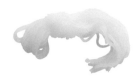

エネルギー	**5** kcal	カリウム	**11** mg
たんぱく質	**0.2** g	リン	**9** mg
食塩相当量	**0** g	水分	**86.9** g

穀類
肉類
魚介類
豆・製品
卵・乳・製品
野菜・いも
きのこ
海藻
果物・加工品・果物
種実・種実・加工品
菓子
調味料

「生」と「ゆで」では栄養成分が変わる！

食品成分表の食品名には「生」や「ゆで」などの項目がありますが、料理の栄養計算は、食材の「生」の成分値を用いるのが基本です。ここで、その違いを見てみましょう。

「生100g」をゆでたものが＝「ゆで100g」ではない

食品成分表の食品名には「生」と「ゆで」などの項目があります。「生100g」とあるのは生の状態で100g、「ゆで100g」とあるのは、ゆでた状態で100gです。「生100g」をゆでた値ではありません。

ほうれんそうの例で見てみましょう。ほうれんそうは「生100g」をゆでると重量が減り、70gになります。栄養の値は「ゆで70g」で計算するのが正解です。

ビタミンやミネラルなどの栄養成分には、ゆでることにより変化したり湯にとけ出すものもあるので、「生」と「ゆで」の成分値が変わることがあります。カリウム制限がある場合は、「ゆで」の成分値で計算する必要がありますので、把握しておきましょう。

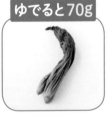

生100g ＝ ゆでると70g

ほうれんそう

重量変化率 70%

食品を加熱すると、食品の量（かさ）も変わります。ほうれんそうの場合、ゆでてから水けをしぼるため、30%ほど重量が減ります。

ほうれんそう「生100g」と「ゆで70g」の栄養価の変化

	エネルギー（kcal）	たんぱく質（g）	食塩相当量（g）	カリウム（mg）	リン（mg）
生	20	2.2	0	690	47
ゆで	18	1.8	0	343	30

カリウムはゆでると半減！

食品によって重量が減るもの、増えるものがある！

ほうれんそうなどの青菜類や野菜は、水を加えてゆでると重量が減るものが多いのですが、ゆでる際の湯を吸って重量が増えるものもあります。

「ゆで」の栄養計算をする場合は、ゆでたあとの重量を実測することが必要です。また、食品成分表には、食材ごとに加熱後の変化を示した「重量変化率」が記載されているので、参考にするとよいでしょう。

ゆでると**重量が減る**
食品例とカリウム量の増減

ほうれんそうなどの青菜類は、ゆでてから冷まし、水けをしぼるために、重量が大きく減ります。一方、重量の変化が少ないのがじゃがいもなどのいも類やかぼちゃなどです。

小松菜の場合

生 50g
カリウム 250mg

ゆでると 44g
カリウム 62mg

重量変化率 88%

じゃがいもの場合

生（皮むき）50g
カリウム205mg

ゆでると（水煮）49g
カリウム 167mg

重量変化率 97%

＊電子レンジで加熱した場合は「93％」

ゆでると**重量が増える**
食品例とカリウム量の増減

ブロッコリーやとうもろこしなどは、ゆでると水分を吸うため、重量が増えます。また、干しうどんやパスタなどのめん類も、ゆでると大幅に重量が増えます。

ブロッコリーの場合

生 50g
カリウム 180mg

ゆでると 55g
カリウム 99mg

重量変化率 110%

パスタの場合

生 80g
カリウム 160mg

ゆでると 176g
カリウム 25mg

重量変化率 220%

＊野菜の加熱後の栄養成分値については、P168参照。

High & Low カリウム量

きのこ30gをゆでて くらべると……

＊生のきのこ 30g は正味です。ゆでると重量が変化しますので、それを考慮して対比しています（重量の変化率は P84 参照）。

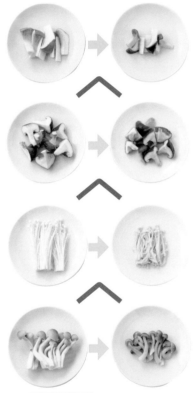

エリンギ 大1本分

カリウム	
生	102㎎
ゆでると	59㎎

生しいたけ
大約2個分

カリウム	
生	84㎎
ゆでると	66㎎

えのきだけ
約1/3パック分

カリウム	
生	102㎎
ゆでると	70㎎

しめじ（ぶなしめじ）
約1/3パック分

カリウム	
生	111㎎
ゆでると	74㎎

✔ 要チェック!

カリウム、たんぱく質も多い

きのこは食物繊維が豊富で低エネルギーですが、たんぱく質やカリウムも多く含まれています。海藻と合わせて1日30g程度をめやすにし、下ゆでしてカリウム量を減らすのがおすすめ。

海藻（乾燥）2g でくらべると……

カットわかめ

カリウム	食塩相当量
9mg	0.5g

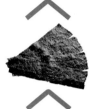

焼きのり 2/3枚

カリウム	食塩相当量
48mg	微

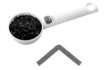

あおのり（素干し・粉）大さじ1

カリウム	食塩相当量
50mg	0.2g

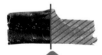

こんぶ（素干し）5cm角

カリウム	食塩相当量
64mg	0.2g

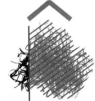

干しひじき

カリウム	食塩相当量
128mg	0.1g

✓要チェック！

塩分量にも注意！
量のわりにはカリウムやたんぱく質が多い海藻。食塩相当量も多いので、もどしたもので、きのこと合わせて30g程度をめやすに、とりすぎには注意を。

●きのこ

えのきだけ 1袋 100g
（正味 85g）

エネルギー	19kcal	カリウム	289mg
たんぱく質	2.3g	リン	94mg
食塩相当量	0g	水分	75.3g

エリンギ 中1本 30g
（正味 28g）

エネルギー	5kcal	カリウム	95mg
たんぱく質	0.8g	リン	25mg
食塩相当量	0g	水分	25.3g

しいたけ 2個 30g
（正味 24g）

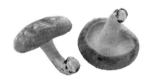

エネルギー	5kcal	カリウム	67mg
たんぱく質	0.7g	リン	21mg
食塩相当量	0g	水分	21.7g

干ししいたけ 5個 20g
（正味 16g）

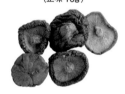

エネルギー	29kcal	カリウム	336mg
たんぱく質	3.1g	リン	50mg
食塩相当量	0g	水分	1.6g

しめじ（ぶなしめじ）
1パック 100g（正味 90g）

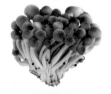

エネルギー	15kcal	カリウム	333mg
たんぱく質	2.4g	リン	86mg
食塩相当量	0g	水分	82.0g

なめこ（ゆで・ビニール袋入り）
1/2袋 50g

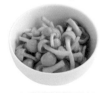

エネルギー	7kcal	カリウム	105mg
たんぱく質	0.8g	リン	28mg
食塩相当量	0g	水分	46.4g

●きのこ

穀類
肉類
魚介類
豆製品
卵、乳・乳製品
野菜・いも
きのこ
海藻
果物・加工品・果物
種実・種実加工品
菓子・飲料
調味料

まいたけ 1パック 100g
（正味 90g）

エネルギー	14kcal	カリウム	207mg
たんぱく質	1.8g	リン	49mg
食塩相当量	0g	水分	83.4g

マッシュルーム（ホワイト）
1個 10g

エネルギー	1kcal	カリウム	35mg
たんぱく質	0.3g	リン	10mg
食塩相当量	0g	水分	9.4g

ひらたけ 30g
（正味 28g）

エネルギー	6kcal	カリウム	95mg
たんぱく質	0.9g	リン	28mg
食塩相当量	0g	水分	25.0g

マッシュルーム（水煮缶詰め）
100g

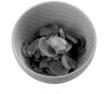

エネルギー	14kcal	カリウム	85mg
たんぱく質	3.4g	リン	55mg
食塩相当量	0.9g	水分	92.0g

きくらげ（黒・乾燥）10個 5g

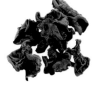

エネルギー	8kcal	カリウム	50mg
たんぱく質	0.4g	リン	12mg
食塩相当量	微	水分	0.7g

きくらげ（白・乾燥）10個 5g

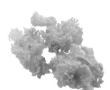

エネルギー	8kcal	カリウム	70mg
たんぱく質	0.2g	リン	13mg
食塩相当量	微	水分	0.7g

●海藻、くらげ

あおのり（素干し・粉）
大さじ1杯 2g

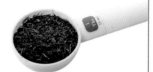

エネルギー	3 kcal	カリウム	50 mg
たんぱく質	0.6 g	リン	8 mg
食塩相当量	0.2 g	水分	0.1 g

角寒天（乾燥）棒寒天 1本 8g

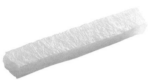

エネルギー	12 kcal	カリウム	4 mg
たんぱく質	0.2 g	リン	3 mg
食塩相当量	微	水分	1.6 g

くらげ（塩蔵・塩抜き）20g

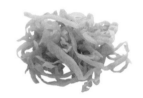

エネルギー	4 kcal	カリウム	微
たんぱく質	1.0 g	リン	5 mg
食塩相当量	0.1 g	水分	18.8 g

こんぶ（素干し）10cm角 4g

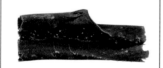

エネルギー	6 kcal	カリウム	128 mg
たんぱく質	0.3 g	リン	9 mg
食塩相当量	0.3 g	水分	0.4 g

削りこんぶ 5g

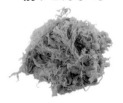

エネルギー	6 kcal	カリウム	240 mg
たんぱく質	0.3 g	リン	10 mg
食塩相当量	0.3 g	水分	1.2 g

ところてん 1食 50g

成分値には味つけの調味料は含まない

エネルギー	1 kcal	カリウム	1 mg
たんぱく質	0.1 g	リン	1 mg
食塩相当量	0 g	水分	49.6 g

●海藻

穀類

肉類

魚介類

豆・豆製品

卵・乳・乳製品

野菜・いも

きのこ

海藻

果物・果物加工品

種実・種実加工品

調味料

干しひじき　煮物1人分 10g

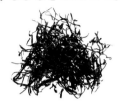

エネルギー	15 kcal	カリウム	640 mg
たんぱく質	0.9 g	リン	9 mg
食塩相当量	0.5 g	水分	0.7 g

もずく（塩蔵・塩抜き）
1パック 50g

成分値には味つけの調味料は含まない

エネルギー	2 kcal	カリウム	1 mg
たんぱく質	0.1 g	リン	1 mg
食塩相当量	0.1 g	水分	48.9 g

わかめ（湯通し塩蔵・塩抜き）
1人分 10g

エネルギー	1 kcal	カリウム	1 mg
たんぱく質	0.2 g	リン	3 mg
食塩相当量	0.1 g	水分	9.3 g

カットわかめ　1食分 2g

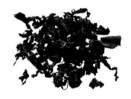

エネルギー	3 kcal	カリウム	9 mg
たんぱく質	0.4 g	リン	6 mg
食塩相当量	0.5 g	水分	0.2 g

めかぶわかめ　1パック 50g

エネルギー	6 kcal	カリウム	44 mg
たんぱく質	0.5 g	リン	13 mg
食塩相当量	0.2 g	水分	47.1 g

焼きのり　1枚分 3g

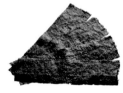

エネルギー	6 kcal	カリウム	72 mg
たんぱく質	1.2 g	リン	21 mg
食塩相当量	微	水分	0.1 g

High & Low カリウム量

果物(生)100g でくらべると……

＊数値は正味での対比です。

ブルーベリー
約33粒

カリウム
70㎎

∧

りんご 1/2個

カリウム
120㎎

∧

グレープフルーツ
1/2個

カリウム
140㎎

∧

メロン 小1/6個弱

カリウム
340㎎

∧

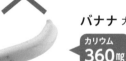

バナナ 大1本

カリウム
360㎎

∧

アボカド
大1/2個

カリウム
720㎎

＼おすすめは?／

1日50~100gに
ブルーベリーやりんごなどはカリウムが少なめですが、それでも100mg近くあります。1日にとる量は50~100gをめやすにすると安心です。

✔ **要チェック!**

カリウム量
300mg以上の
果物は?

カリウムが多い果物ワースト3は、アボカド、バナナ、メロン。300mg以上も含むので、控えるのが賢明です。

*数値は正味での対比です。

果物を生と缶詰め でくらべると……

みかん 10房・50g

缶詰め
カリウム
38mg

生
カリウム
75mg

パイナップル 1切れ・40g

缶詰め
カリウム
48mg

生
カリウム
60mg

✔ 要チェック!
生より缶詰め　缶詰めの果物はカリウム量が少ないので、おすすめ。ただし、シロップにはカリウムが溶け出しているので食べないこと。

種実15g でくらべると……

栗（甘露煮）
1個

カシューナッツ
（フライ・味つけ）10粒

アーモンド
（フライ・味つけ）10粒

 く く

たんぱく質
0.3g

たんぱく質
3.0g

たんぱく質
3.2g

✔ 要チェック!
塩分にも要注意!
全般にたんぱく質が多く、塩分量も多い種実。なかでは、栗の甘露煮が低たんぱくでエネルギー源にもなります。

●果物

アボカド 1/2個 125g （正味88g）

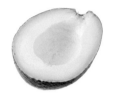

エネルギー	165kcal	カリウム	634mg
たんぱく質	2.2g	リン	48mg
食塩相当量	0g	水分	62.7g

いちご 中1個 15g （正味15g）

エネルギー	5kcal	カリウム	26mg
たんぱく質	0.1g	リン	5mg
食塩相当量	0g	水分	13.5g

柿 1個 200g （正味182g）

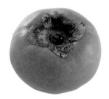

エネルギー	109kcal	カリウム	309mg
たんぱく質	0.7g	リン	25mg
食塩相当量	0g	水分	151.2g

キウイフルーツ 1個 100g （正味 85g）

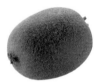

エネルギー	45kcal	カリウム	247mg
たんぱく質	0.9g	リン	27mg
食塩相当量	0g	水分	72.0g

グレープフルーツ 1/2個 150g （正味105g）

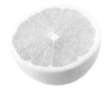

エネルギー	40kcal	カリウム	147mg
たんぱく質	0.9g	リン	18mg
食塩相当量	0g	水分	93.5g

さくらんぼ 2個 12g （正味11g）

エネルギー	7kcal	カリウム	23mg
たんぱく質	0.1g	リン	2mg
食塩相当量	0g	水分	9.1g

●果物

穀類
肉類
魚介類
豆製品
卵、乳・乳製品
い野も菜
海藻
果物・果物加工品
糖実・糖質加工品
菓子・嗜好品
調味料

すいか 1切れ 400g (正味240g)

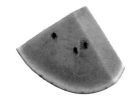

エネルギー	89kcal	カリウム	288mg
たんぱく質	1.4g	リン	19mg
食塩相当量	0g	水分	215.0g

なし 1個 300g (正味255g)

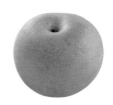

エネルギー	110kcal	カリウム	357mg
たんぱく質	0.8g	リン	28mg
食塩相当量	0g	水分	224.4g

バナナ 1本 150g (正味90g)

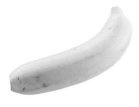

エネルギー	77kcal	カリウム	324mg
たんぱく質	1.0g	リン	24mg
食塩相当量	0g	水分	67.9g

ぶどう (デラウェア) 1房 150g (正味 128g)

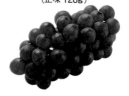

エネルギー	76kcal	カリウム	166mg
たんぱく質	0.5g	リン	19mg
食塩相当量	0g	水分	106.9g

ぶどう (マスカット) 1/2房 125g (正味 106g)

エネルギー	63kcal	カリウム	138mg
たんぱく質	0.4g	リン	16mg
食塩相当量	0g	水分	88.5g

ブルーベリー 30粒 90g

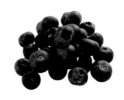

エネルギー	44kcal	カリウム	63mg
たんぱく質	0.5g	リン	8mg
食塩相当量	0g	水分	77.8g

●果物

マンゴー 1/2個 200g（正味130g）

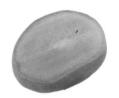

エネルギー	83kcal	カリウム	221mg
たんぱく質	0.8g	リン	16mg
食塩相当量	0g	水分	106.6g

みかん 1個 100g（正味80g）

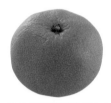

エネルギー	37kcal	カリウム	120mg
たんぱく質	0.6g	リン	12mg
食塩相当量	0g	水分	69.5g

メロン 1/6個 260g（正味130g）

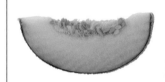

エネルギー	55kcal	カリウム	442mg
たんぱく質	1.4g	リン	27mg
食塩相当量	0g	水分	114.1g

桃 1個 200g（正味170g）

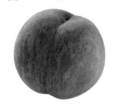

エネルギー	68kcal	カリウム	306mg
たんぱく質	1.0g	リン	31mg
食塩相当量	0g	水分	150.8g

りんご 中1個 250g（正味213g）

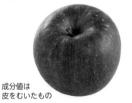

成分値は
皮をむいたもの

エネルギー	121kcal	カリウム	256mg
たんぱく質	0.2g	リン	26mg
食塩相当量	0g	水分	179.1g

レモン 1個 100g（正味97g）

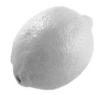

エネルギー	52kcal	カリウム	126mg
たんぱく質	0.9g	リン	15mg
食塩相当量	0g	水分	82.7g

●果物加工品

穀類

肉類

魚介類

豆・豆製品

卵、乳・乳製品

野菜・いも

きのこ

海藻

果物加工品・果物

種実加工品・種実

菓子

飲料

調味料

干しあんず 1個 8g

エネルギー	**23** kcal	カリウム	**104** mg
たんぱく質	**0.7** g	リン	**10** mg
食塩相当量	**0** g	水分	**1.3** g

プルーン（ドライ）
種なし1個 10g

エネルギー	**24** kcal	カリウム	**48** mg
たんぱく質	**0.3** g	リン	**5** mg
食塩相当量	**0** g	水分	**3.3** g

レーズン 20粒 10g

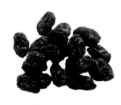

エネルギー	**30** kcal	カリウム	**74** mg
たんぱく質	**0.3** g	リン	**9** mg
食塩相当量	**0** g	水分	**1.5** g

干し柿 1個 44g（正味40g）

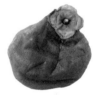

エネルギー	**110** kcal	カリウム	**268** mg
たんぱく質	**0.6** g	リン	**25** mg
食塩相当量	**0** g	水分	**9.6** g

干しいちじく 1個 20g

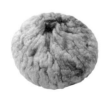

エネルギー	**58** kcal	カリウム	**168** mg
たんぱく質	**0.6** g	リン	**15** mg
食塩相当量	微	水分	**3.6** g

みかん缶詰め 10房 50g

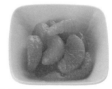

成分値は液汁を含まない

エネルギー	**32** kcal	カリウム	**38** mg
たんぱく質	**0.3** g	リン	**4** mg
食塩相当量	**0** g	水分	**41.9** g

● 果物加工品

桃缶詰め 1切れ（1/2個）60g

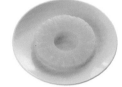

成分値は液汁を含まない

エネルギー	51kcal	カリウム	48mg
たんぱく質	0.3g	リン	5mg
食塩相当量	0g	水分	47.1g

パイナップル缶詰め 1切れ 40g

成分値は液汁を含む

エネルギー	34kcal	カリウム	48mg
たんぱく質	0.2g	リン	3mg
食塩相当量	0g	水分	31.6g

洋なし缶詰め 1切れ（1/2個）60g

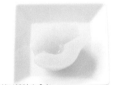

成分値は液汁を含む

エネルギー	51kcal	カリウム	33mg
たんぱく質	0.1g	リン	3mg
食塩相当量	0g	水分	47.3g

いちごジャム 大さじ1杯 21g

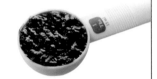

成分値は高糖度のもの

エネルギー	54kcal	カリウム	14mg
たんぱく質	0.1g	リン	3mg
食塩相当量	0g	水分	7.6g

オレンジマーマレード
大さじ1杯 21g

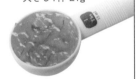

成分値は高糖度のもの

エネルギー	54kcal	カリウム	6mg
たんぱく質	微	リン	1mg
食塩相当量	0g	水分	7.6g

ブルーベリージャム
大さじ1杯 21g

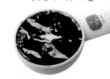

成分値は高糖度のもの

エネルギー	38kcal	カリウム	16mg
たんぱく質	0.2g	リン	3mg
食塩相当量	0g	水分	11.6g

食品の正味とは？ 廃棄率との関係

食品成分表や料理本のレシピには「正味」または「可食部」、「廃棄率」など、ふだんなじみのない言葉やルールがあります。知識として、「正味」と「廃棄率」との関係を知っておきましょう。

栄養価は正味「食べられる部分」の値

食品や料理の栄養を計算する際は、すべて食材の正味（あるいは可食部ともいう）で行います。全体量から廃棄量（魚の骨、野菜の皮や根、種など捨てる部分の重さ）を引いた重量です。

大根やにんじんなどの野菜は皮をむいて調理するか、むかずに調理するかで重量もかわってきます。皮をむく場合は、むいてからはかるのが基本です。

正味量は、食材の廃棄する割合を示した「廃棄率」でも算出できます。食品成分表に記載されていますので、それを活用するのもよいでしょう。

＜みかんの場合＞

| みかん1個 100g | ー | (100g×0.2) | ＝ | 正味80g |

廃棄率20%
20g（廃棄量）
みかんの皮

＜ごぼうの場合＞

| ごぼう1/2本 100g | ー | (100g×0.1) | ＝ | 正味90g |

廃棄率10%
10g（廃棄量）
ごぼうの皮

＜するめいかの場合＞

| するめいか 1ぱい 300g | ー | (300×0.3) | ＝ | 正味210g |

廃棄率30%
90g（廃棄量）
内臓

食べる分は
胴、足、耳

＊お刺し身にする場合は、皮を廃棄する。

●種実・種実加工品

アーモンド（フライ・味つけ）
10粒 15g

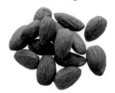

エネルギー	92kcal	カリウム	114mg
たんぱく質	3.2g	リン	74mg
食塩相当量	微	水分	0.3g

梅干し 中1個7g（正味6g）

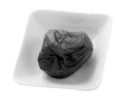

エネルギー	2kcal	カリウム	26mg
たんぱく質	0.1g	リン	1mg
食塩相当量	1.3g	水分	3.9g

カシューナッツ（フライ・味つけ）
10粒 15g

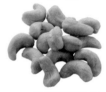

エネルギー	86kcal	カリウム	89mg
たんぱく質	3.0g	リン	74mg
食塩相当量	0.1g	水分	0.5g

ぎんなん（殻つき）15粒 40g
（正味30g）

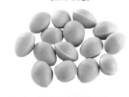

エネルギー	51kcal	カリウム	213mg
たんぱく質	1.4g	リン	36mg
食塩相当量	0g	水分	17.2g

栗 3個 60g（正味42g）

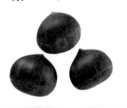

エネルギー	69kcal	カリウム	176mg
たんぱく質	1.2g	リン	29mg
食塩相当量	0g	水分	24.7g

栗（甘露煮）1個 15g

エネルギー	36kcal	カリウム	11mg
たんぱく質	0.3g	リン	4mg
食塩相当量	0g	水分	6.1g

●種実・種実加工品

くるみ(いり) 10粒 20g

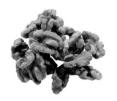

エネルギー	135 kcal	カリウム	108 mg
たんぱく質	2.9 g	リン	56 mg
食塩相当量	0 g	水分	0.6 g

ごま(いり) 大さじ1杯 6g

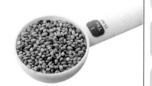

エネルギー	36 kcal	カリウム	25 mg
たんぱく質	1.2 g	リン	34 mg
食塩相当量	0 g	水分	0.1 g

ピーナッツ(いり) 10個 25g (正味18g)

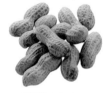

エネルギー	106 kcal	カリウム	137 mg
たんぱく質	4.5 g	リン	70 mg
食塩相当量	0 g	水分	0.3 g

ピスタチオ(いり・味つけ) 15個 12g (正味7g)

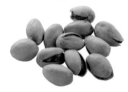

エネルギー	43 kcal	カリウム	68 mg
たんぱく質	1.2 g	リン	31 mg
食塩相当量	微	水分	0.2 g

マカデミアナッツ(いり・味つけ) 15粒 30g

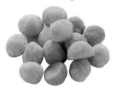

エネルギー	216 kcal	カリウム	90 mg
たんぱく質	2.5 g	リン	42 mg
食塩相当量	0.2 g	水分	0.4 g

松の実(いり) 20g

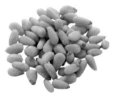

エネルギー	138 kcal	カリウム	124 mg
たんぱく質	2.9 g	リン	110 mg
食塩相当量	0 g	水分	0.4 g

穀類 / 肉類 / 魚介類 / 豆・製品 / 卵・乳・乳製品 / 野菜・いも / きのこ / 海藻 / 果物・加工品 / 種実・加工品 / 菓子・飲料 / 調味料

High & Low たんぱく質量

和菓子・洋菓子60g でくらべると……

みたらしだんご
1本

> たんぱく質
> **1.9**g

大福もち 1個

> たんぱく質
> **2.9**g

\おすすめは?/

100kcal程度に

だんごや小豆主体の和菓子はたんぱく質が低めですが、それでも食べすぎは禁物。1日に100kcal程度をめやすに、高エネルギー・低たんぱくのものを選びましょう。

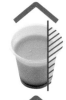

プリン 3/4個

> たんぱく質
> **3.3**g

シュークリーム
約4/5個

> たんぱく質
> **3.6**g

✔ 要チェック!

**たんぱく質が
多い
洋菓子は?**

小麦や卵、バター、牛乳を多く使うケーキ、プリン、アイスクリーム、チーズケーキなど。全般にたんぱく質が多いので控えるのが賢明。

*糖尿病の人は菓子・飲料はとりすぎないこと。

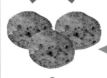

せんべい (しょうゆ)
3枚

> たんぱく質
> **4.8**g

**ベイクドチーズ
ケーキ** 1/2切れ

> たんぱく質
> **5.1**g

おつまみ・珍味20g でくらべると……

揚げえんどう豆　　　　さきいか　　　　ビーフジャーキー
　　　　　　　　　　　　　　　　　　　　　　4枚

 ＜ ＜

たんぱく質	たんぱく質	たんぱく質
4.2g	9.1g	10.9g

✓ 要チェック！

魚や肉の珍味は避ける　魚や肉を使ったものは高たんぱくで食塩量も多くなりがち。豆を使ったもの、チーズなども控えたい食品です。

ソフトドリンクコップ1杯・200ml

でくらべると……

サイダー　　　コーヒー　　　野菜
　　　　　　　　牛乳　　　ジュース

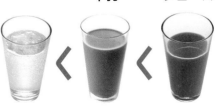

カリウム	カリウム	カリウム
微	179mg	420mg

✓ 要チェック！

野菜ジュースに要注意！

炭酸飲料はダイエットタイプでなければ、エネルギー補給になります。にんじんやトマトなどの野菜ジュースはカリウムが多いので、控えましょう。

●洋菓子

ショートケーキ 1切れ 110g

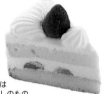

成分値は
果物なしのもの

エネルギー	360 kcal	カリウム	100 mg
たんぱく質	7.8 g	リン	121 mg
食塩相当量	0.2 g	水分	38.5 g

シュークリーム 1個 70g

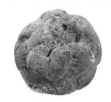

エネルギー	160 kcal	カリウム	84 mg
たんぱく質	4.2 g	リン	105 mg
食塩相当量	0.1 g	水分	39.4 g

ベイクドチーズケーキ
1切れ 110g

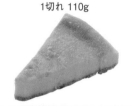

エネルギー	350 kcal	カリウム	95 mg
たんぱく質	9.4 g	リン	110 mg
食塩相当量	0.6 g	水分	50.7 g

イーストドーナツ 1個 45g

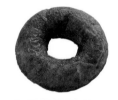

エネルギー	174 kcal	カリウム	50 mg
たんぱく質	3.2 g	リン	33 mg
食塩相当量	0.4 g	水分	12.4 g

ケーキドーナツ 小1個 20g

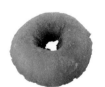

エネルギー	75 kcal	カリウム	24 mg
たんぱく質	1.4 g	リン	20 mg
食塩相当量	0.1 g	水分	4.0 g

パウンドケーキ 1切れ 40g

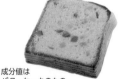

成分値は
バターケーキのもの。
パウンドケーキ、マドレーヌ含む

エネルギー	177 kcal	カリウム	29 mg
たんぱく質	2.3 g	リン	28 mg
食塩相当量	0.2 g	水分	8.0 g

●洋菓子

プリン 小1個 80g

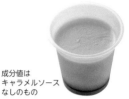

成分値は
キャラメルソース
なしのもの

エネルギー	**101** kcal	カリウム	**112** mg
たんぱく質	**4.4** g	リン	**88** mg
食塩相当量	**0.2** g	水分	**59.3** g

コーヒーゼリー 1個 80g

成分値は
生クリームなしのもの

エネルギー	**38** kcal	カリウム	**38** mg
たんぱく質	**1.3** g	リン	**4** mg
食塩相当量	**0** g	水分	**70.2** g

ババロア 1個 85g

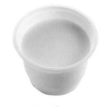

エネルギー	**185** kcal	カリウム	**75** mg
たんぱく質	**4.8** g	リン	**111** mg
食塩相当量	**0.1** g	水分	**51.8** g

アイスクリーム（高脂肪）
1食分 95g

エネルギー	**201** kcal	カリウム	**152** mg
たんぱく質	**3.3** g	リン	**105** mg
食塩相当量	**0.2** g	水分	**58.2** g

クッキー 3枚 24g

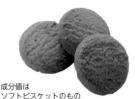

成分値は
ソフトビスケットのもの

エネルギー	**125** kcal	カリウム	**26** mg
たんぱく質	**1.4** g	リン	**16** mg
食塩相当量	**0.1** g	水分	**0.8** g

ミルクチョコレート
3かけ 15g

エネルギー	**84** kcal	カリウム	**66** mg
たんぱく質	**1.0** g	リン	**36** mg
食塩相当量	微	水分	**0.1** g

穀類
肉類
魚介類
豆・製品
乳卵・製品・乳・
野菜・いも
きのこ
海藻
果物・加工品・果物
種実・加工品・種実
菓子・飲料
調味料

●和菓子

大福もち 1個 60g

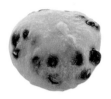

エネルギー	**141** kcal	カリウム	**28** mg
たんぱく質	**2.9** g	リン	**35** mg
食塩相当量	0.1 g	水分	**24.9** g

きんつば 1個 55g

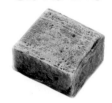

エネルギー	**146** kcal	カリウム	**88** mg
たんぱく質	**3.3** g	リン	**41** mg
食塩相当量	0.2 g	水分	**18.7** g

桜もち（関東風） 1個 60g

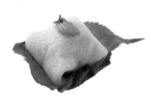

エネルギー	**143** kcal	カリウム	**22** mg
たんぱく質	**2.7** g	リン	**22** mg
食塩相当量	0.1 g	水分	**24.3** g

どら焼き 1個 80g

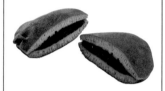

エネルギー	**227** kcal	カリウム	**96** mg
たんぱく質	**5.3** g	リン	**64** mg
食塩相当量	0.3 g	水分	**25.2** g

カステラ 1切れ 50g

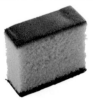

エネルギー	**160** kcal	カリウム	**40** mg
たんぱく質	**3.1** g	リン	**48** mg
食塩相当量	0.1 g	水分	**12.8** g

げっぺい 1個 80g

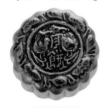

エネルギー	**286** kcal	カリウム	**54** mg
たんぱく質	**4.2** g	リン	**59** mg
食塩相当量	0.1 g	水分	**16.7** g

●和菓子

草もち 1個 50g

エネルギー	**115**kcal	カリウム	**24**mg
たんぱく質	**2.1**g	リン	**25**mg
食塩相当量	**0**g	水分	**21.5**g

みたらしだんご 1本 60g

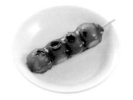

エネルギー	**118**kcal	カリウム	**35**mg
たんぱく質	**1.9**g	リン	**31**mg
食塩相当量	**0.4**g	水分	**30.3**g

みつ豆 1食分 215g

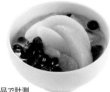

市販品で計測

エネルギー	**136**kcal	カリウム	**203**mg
たんぱく質	**2.5**g	リン	**39**mg
食塩相当量	微	水分	**183.2**g

水ようかん 1個 80g

エネルギー	**137**kcal	カリウム	**14**mg
たんぱく質	**2.1**g	リン	**18**mg
食塩相当量	**0.1**g	水分	**45.6**g

せんべい（しょうゆ） 1枚 20g

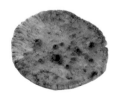

エネルギー	**75**kcal	カリウム	**26**mg
たんぱく質	**1.6**g	リン	**20**mg
食塩相当量	**0.4**g	水分	**1.2**g

かりんとう（黒） 3個 12g

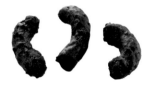

エネルギー	**53**kcal	カリウム	**36**mg
たんぱく質	**0.9**g	リン	**7**mg
食塩相当量	**0**g	水分	**0.4**g

穀類
肉類
魚介類
豆・豆製品
卵、乳・乳製品
野菜・いも
きのこ
海藻
果物・果物加工品
種実・種実加工品
菓子・飲料
調味料

●スナック菓子

ビスケット 1枚 7g

成分値は
ハードビスケットのもの

エネルギー	30kcal	カリウム	10mg
たんぱく質	0.5g	リン	7mg
食塩相当量	0.1g	水分	0.2g

クラッカー 3枚 21g

オイルスプレー
クラッカー

エネルギー	103kcal	カリウム	23mg
たんぱく質	1.8g	リン	40mg
食塩相当量	0.3g	水分	0.6g

小麦粉あられ 50g

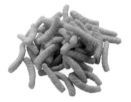

エネルギー	241kcal	カリウム	50mg
たんぱく質	3.8g	リン	28mg
食塩相当量	0.9g	水分	1.0g

キャラメル 1個 5g

エネルギー	22kcal	カリウム	9mg
たんぱく質	0.2g	リン	5mg
食塩相当量	微	水分	0.3g

ポテトチップス 10枚 15g

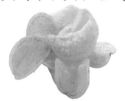

エネルギー	83kcal	カリウム	180mg
たんぱく質	0.7g	リン	15mg
食塩相当量	0.2g	水分	0.3g

コーンスナック 20個 20g

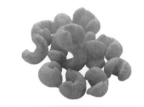

エネルギー	105kcal	カリウム	18mg
たんぱく質	1.0g	リン	14mg
食塩相当量	0.2g	水分	0.2g

●スナック菓子、珍味ほか

揚げえんどう豆 20g

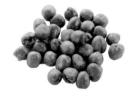

エネルギー	**85** kcal	カリウム	**170** mg
たんぱく質	**4.2** g	リン	**90** mg
食塩相当量	**0.2** g	水分	**1.1** g

ボーロ 50粒 40g

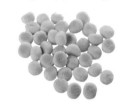

エネルギー	**156** kcal	カリウム	**17** mg
たんぱく質	**1.0** g	リン	**22** mg
食塩相当量	**微**	水分	**1.8** g

あたりめ ひとつかみ 20g

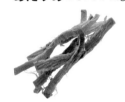

エネルギー	**67** kcal	カリウム	**220** mg
たんぱく質	**13.8** g	リン	**220** mg
食塩相当量	**0.5** g	水分	**4.0** g

さきいか ひとつかみ 20g

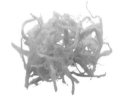

エネルギー	**56** kcal	カリウム	**46** mg
たんぱく質	**9.1** g	リン	**86** mg
食塩相当量	**1.4** g	水分	**5.3** g

干しいも 1枚 20g

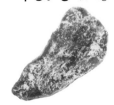

エネルギー	**61** kcal	カリウム	**196** mg
たんぱく質	**0.6** g	リン	**19** mg
食塩相当量	**0** g	水分	**4.4** g

ビーフジャーキー
6cm長さ5枚 30g

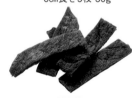

エネルギー	**95** kcal	カリウム	**228** mg
たんぱく質	**16.4** g	リン	**126** mg
食塩相当量	**1.4** g	水分	**7.3** g

穀類
肉類
魚介類
豆製品
卵・乳・乳製品
野菜・いも
きのこ
海藻
果物・果物加工品
種実・種実加工品
菓子・飲料
調味料

たんぱく質調整・エネルギー調整食品（菓子）

たんぱく質控えめの菓子、甘みが少なく高エネルギーを得られる粉飴を使ったお菓子や飲料などさまざまなものがあり、カリウムやリンの含有量も少なくなっています。

ヘム鉄入り水ようかん
1個65g

エネルギー	108kcal
たんぱく質	1.8g
食塩相当量	0.03g
カリウム	7mg
リン	20mg
水分	38g

ヘルシーフード

越後のラスク ココア
1袋 30g

エネルギー	167kcal
たんぱく質	0.19g
食塩相当量	0.2g
カリウム	19mg
リン	5mg
水分	―

木徳神糧

やさしくラクケア クリーミープリンチーズケーキ風味
1個 63g

エネルギー	150kcal
たんぱく質	0g
食塩相当量	0.041g
カリウム	6.9mg
リン	10mg
水分	36.1g

ハウス食品

たんぱく質調整 純米せんべい（甘醤油味）
3枚 約10g

エネルギー	59kcal
たんぱく質	0.09g
食塩相当量	0.02g
カリウム	1.2mg
リン	2.8mg
水分	―

（1袋65g入り。3枚あたりは参考値）

木徳神糧

カルシウムどら焼き
1個 21.5g

エネルギー	63kcal
たんぱく質	1.4g
食塩相当量	0.08g
カリウム	26mg
リン	23mg
水分	6.3g

ヘルシーフード

丸型ニューマクトンビスキーレモン風味
1袋2枚 18.6g

エネルギー	100kcal	カリウム	8mg
たんぱく質	0.47g	リン	8mg
食塩相当量	0.013g	水分	0.3g

キッセイ薬品工業

粉飴ゼリーりんご味
1個 82g

エネルギー	160kcal	―食物繊維	5g
たんぱく質	0g	食塩相当量	0.015g
脂質	0g	カリウム	0～3mg
炭水化物	42.8g	リン	0～1mg
―糖質	37.8g		

Hプラスビーライフサイエンス

アルコールのとり方ポイント

過度の飲酒は、慢性腎臓病の危険因子になりますので、飲酒習慣がある人は見直しが必要です。

アルコールの適量は？

腎臓の症状が安定している場合、節度ある飲酒は、慢性腎臓病の危険因子にはならないとされています。ただし、肝臓や膵臓の病気がある人、糖尿病などの生活習慣病を持っている人は除きます。

では、適量とはどのぐらいでしょうか？ 個人差もありますが、ビールなら500ml、ワインならグラス2杯、日本酒なら1合程度がめやすです。お酒の中にもたんぱく質が含まれているものがあります。お酒を飲む機会が多い人は、たんぱく質を含むビールや日本酒よりも、たんぱく質を含まないウイスキーや焼酎などの蒸留酒を選ぶのが賢明。いずれにしても、医師の指導に従って適量を守りましょう。適量を守れない場合は、禁酒することも必要です。

アルコールのエネルギー量とたんぱく質量

種類	容量（㎖）	エネルギー量(kcal)	たんぱく質(g)
ビール	350ml缶1本	140	1.0
日本酒	1合（180ml）	196	0.7
ワイン（赤）	グラス大1杯（100ml）	73	0.2
焼酎（乙類）	半合（90ml）	197	0
ウイスキー	シングル・30ml	69	0

食塩を多く含んだ、高たんぱく質のおつまみに要注意！

アルコールの量と質に気を配ると同時に気をつけたいのが、おつまみです。珍味のような乾き物やナッツ、チーズなど高たんぱく、食塩量が多いので、量は控えることが肝心。おつまみは食事の一部として考え、食事全体のたんぱく質量が増えないように調整しましょう。

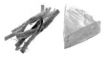

チーズや珍味はたんぱく質、食塩相当量を要チェック！

●アルコール飲料

ビール・淡色
コップ1杯（200mℓ）202g

エネルギー	**81** kcal	カリウム	**69** mg
たんぱく質	**0.6** g	リン	**30** mg
食塩相当量	**0** g	水分	**187.5** g

発泡酒 コップ1杯（200mℓ）202g

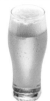

エネルギー	**91** kcal	カリウム	**26** mg
たんぱく質	**0.2** g	リン	**16** mg
食塩相当量	**0** g	水分	**185.8** g

純米酒 1合（180mℓ）180g

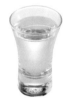

エネルギー	**185** kcal	カリウム	**9** mg
たんぱく質	**0.7** g	リン	**16** mg
食塩相当量	**0** g	水分	**150.7** g

焼酎（25度）1合（180mℓ）175g

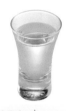

エネルギー	**256** kcal	カリウム	—
たんぱく質	**0** g	リン	—
食塩相当量	—	水分	**139.1** g

白ワイン グラス1杯（80mℓ）80g

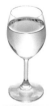

エネルギー	**58** kcal	カリウム	**48** mg
たんぱく質	**0.1** g	リン	**10** mg
食塩相当量	**0** g	水分	**70.9** g

赤ワイン グラス1杯（80mℓ）80g

エネルギー	**58** kcal	カリウム	**88** mg
たんぱく質	**0.2** g	リン	**10** mg
食塩相当量	**0** g	水分	**71.0** g

ウイスキー
シングル1杯(30mℓ) 29g

エネルギー	**69** kcal	カリウム	**微**
たんぱく質	**0**g	リン	**微**
食塩相当量	**0**g	水分	**19.3**g

紹興酒 30mℓ 29g

エネルギー	**37** kcal	カリウム	**16** mg
たんぱく質	**0.5**g	リン	**11** mg
食塩相当量	**0**g	水分	**22.9**g

野菜ジュース
コップ1杯(200mℓ) 210g

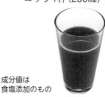

成分値は
食塩添加のもの

エネルギー	**36** kcal	カリウム	**420** mg
たんぱく質	**1.3**g	リン	**23** mg
食塩相当量	**0.4**g	水分	**197.8**g

にんじんジュース
コップ1杯(200mℓ) 210g

エネルギー	**59** kcal	カリウム	**588** mg
たんぱく質	**1.3**g	リン	**42** mg
食塩相当量	**0**g	水分	**193.2**g

オレンジジュース(果汁100%)
コップ1杯(200mℓ) 210g

エネルギー	**88** kcal	カリウム	**378** mg
たんぱく質	**1.7**g	リン	**42** mg
食塩相当量	**0**g	水分	**184.4**g

りんごジュース(果汁100%)
コップ1杯(200mℓ) 210g

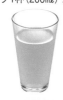

エネルギー	**92** kcal	カリウム	**162** mg
たんぱく質	**0.4**g	リン	**13** mg
食塩相当量	**0**g	水分	**184.2**g

●ソフトドリンク

コーラ コップ1杯（200mℓ） 210g

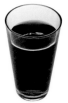

エネルギー	97 kcal	カリウム	微
たんぱく質	0.2 g	リン	23 mg
食塩相当量	0 g	水分	185.9 g

サイダー コップ1杯（200mℓ） 210g

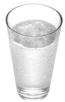

エネルギー	86 kcal	カリウム	微
たんぱく質	微	リン	0 mg
食塩相当量	0 g	水分	188.6 g

ミルクココア
粉末大さじ1杯9g分

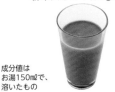

成分値は
お湯150mℓで、
溶いたもの

エネルギー	37 kcal	カリウム	66 mg
たんぱく質	0.7 g	リン	22 mg
食塩相当量	0.1 g	水分	150.1 g

コーヒー牛乳
コップ1杯（200mℓ） 211g

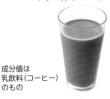

成分値は
乳飲料（コーヒー）
のもの

エネルギー	118 kcal	カリウム	179 mg
たんぱく質	4.6 g	リン	116 mg
食塩相当量	0.2 g	水分	185.9 g

せん茶（液） 100mℓ 100g

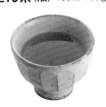

エネルギー	2 kcal	カリウム	27 mg
たんぱく質	0.2 g	リン	2 mg
食塩相当量	0 g	水分	99.4 g

ほうじ茶（液） 100mℓ 100g

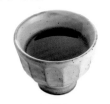

エネルギー	0 kcal	カリウム	24 mg
たんぱく質	微	リン	1 mg
食塩相当量	0 g	水分	99.8 g

●ソフトドリンク

乳酸菌飲料 1本分 65g

エネルギー	46 kcal	カリウム	31 mg
たんぱく質	0.7 g	リン	20 mg
食塩相当量	0 g	水分	53.4 g

スポーツドリンク 200㎖ 200g

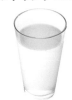

清涼飲料水

エネルギー	42 kcal	カリウム	52 mg
たんぱく質	0 g	リン	0 mg
食塩相当量	0.2 g	水分	189.4 g

コーヒー（液・砂糖入り）
カップ1杯（102㎖）102g

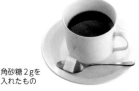

角砂糖2gを
入れたもの

エネルギー	12 kcal	カリウム	65 mg
たんぱく質	0.2 g	リン	7 mg
食塩相当量	0 g	水分	98.6 g

コーヒー（液・砂糖、ミルク入り）
カップ1杯（107㎖）107g

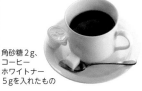

角砂糖2g、
コーヒー
ホワイトナー
5gを入れたもの

エネルギー	22 kcal	カリウム	68 mg
たんぱく質	0.5 g	リン	15 mg
食塩相当量	微	水分	102.1 g

紅茶（液・レモン、砂糖入り）
カップ1杯（116㎖）116g

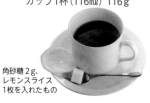

角砂糖2g、
レモンスライス
1枚を入れたもの

エネルギー	16 kcal	カリウム	26 mg
たんぱく質	0.2 g	リン	4 mg
食塩相当量	0 g	水分	111.6 g

紅茶（液・ミルク、砂糖入り）
カップ1杯（107㎖）107g

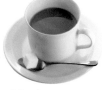

角砂糖2g、
コーヒー
ホワイトナー
5gを
入れたもの

エネルギー	19 kcal	カリウム	11 mg
たんぱく質	0.4 g	リン	10 mg
食塩相当量	微	水分	103.2 g

穀類
肉類
魚介類
豆・豆製品
卵・乳・乳製品
野菜・いも
きのこ
海藻
果物・果物加工品
種実・種実加工品
菓子・飲料
調味料

High & Low たんぱく質量 調味料小さじ1(5ml)

でくらべると……

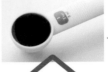

ウスターソース 6g

たんぱく質
0.1g

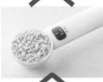

顆粒中華だし 3g

たんぱく質
0.4g

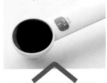

しょうゆ
（こいくち）6g

たんぱく質
0.5g

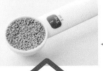

顆粒和風だし
3g

たんぱく質
0.7g

みそ
（辛みそ・淡色）6g

たんぱく質
0.8g

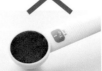

みそ（豆みそ）
6g

たんぱく質
1.0g

✔ **要チェック!**

みそはたんぱく質が多い

調味料は少量でも食塩が多く、しょうゆやソース、みそはたんぱく質も多く含まれます。よく使う調味料は食塩相当量と、同時にたんぱく質量もチェックしておきましょう。

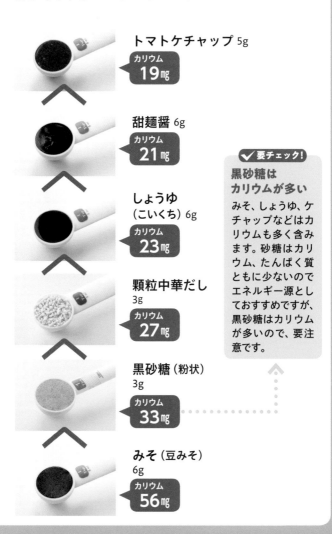

調味料小さじ1(5ml)でくらべると……

トマトケチャップ 5g

カリウム 19mg

∧

甜麺醤 6g

カリウム 21mg

∧

しょうゆ (こいくち) 6g

カリウム 23mg

∧

顆粒中華だし 3g

カリウム 27mg

∧

黒砂糖 (粉状) 3g

カリウム 33mg

∧

みそ (豆みそ) 6g

カリウム 56mg

✓ **要チェック!**

黒砂糖は カリウムが多い

みそ、しょうゆ、ケチャップなどはカリウムも多く含みます。砂糖はカリウム、たんぱく質ともに少ないのでエネルギー源としておすすめですが、黒砂糖はカリウムが多いので、要注意です。

117

●塩、しょうゆ

塩（食塩）小さじ1杯 6g

エネルギー	0kcal	カリウム	6mg
たんぱく質	0g	リン	〔0〕
食塩相当量	6.0g	水分	微

塩（精製塩）小さじ1杯 6g

エネルギー	0kcal	カリウム	微
たんぱく質	0g	リン	〔0〕
食塩相当量	6.0g	水分	微

塩（精製塩）小さじ1/4杯 1.25g

エネルギー	0kcal	カリウム	微
たんぱく質	0g	リン	〔0〕
食塩相当量	1.2g	水分	微

塩（並塩）小さじ1杯 5g

エネルギー	0kcal	カリウム	8mg
たんぱく質	0g	リン	〔0〕
食塩相当量	4.9g	水分	0.1g

しょうゆ（こいくち）
小さじ1杯 6g

エネルギー	5kcal	カリウム	23mg
たんぱく質	0.5g	リン	10mg
食塩相当量	0.9g	水分	4.0g

しょうゆ（うすくち）
小さじ1杯 6g

エネルギー	4kcal	カリウム	19mg
たんぱく質	0.3g	リン	8mg
食塩相当量	1.0g	水分	4.2g

●しょうゆ、みそ

減塩しょうゆ（こいくち）
小さじ1杯 6g

エネルギー	4 kcal	カリウム	16 mg
たんぱく質	0.5 g	リン	10 mg
食塩相当量	0.5 g	水分	4.5 g

白しょうゆ 小さじ1杯 6g

エネルギー	5 kcal	カリウム	6 mg
たんぱく質	0.2 g	リン	5 mg
食塩相当量	0.9 g	水分	3.8 g

みそ（甘みそ） 小さじ1杯 6g

別名
西京みそ、白みそ

エネルギー	13 kcal	カリウム	20 mg
たんぱく質	0.6 g	リン	8 mg
食塩相当量	0.4 g	水分	2.6 g

みそ（辛みそ・淡色） 小さじ1杯 6g

別名信州みそ

エネルギー	12 kcal	カリウム	23 mg
たんぱく質	0.8 g	リン	10 mg
食塩相当量	0.7 g	水分	2.7 g

みそ（麦みそ） 小さじ1杯 6g

エネルギー	12 kcal	カリウム	20 mg
たんぱく質	0.6 g	リン	7 mg
食塩相当量	0.6 g	水分	2.6 g

みそ（豆みそ） 小さじ1杯 6g

別名
八丁みそ、たまりみそ

エネルギー	13 kcal	カリウム	56 mg
たんぱく質	1.0 g	リン	15 mg
食塩相当量	0.7 g	水分	2.7 g

穀類
肉類
魚介類
豆・製品
卵・乳・乳製品
野菜・いも
きのこ
海藻
果物・加工品・果物
種実・種実・加工品
菓子・飲料
調味料

●酢、ソース

米酢 小さじ1杯 5g

エネルギー	2 kcal	カリウム	1 mg
たんぱく質	微	リン	1 mg
食塩相当量	0 g	水分	4.4 g

穀物酢 小さじ1杯 5g

エネルギー	1 kcal	カリウム	微
たんぱく質	微	リン	微
食塩相当量	0 g	水分	4.7 g

バルサミコ酢 小さじ1杯 5g

エネルギー	5 kcal	カリウム	7 mg
たんぱく質	微	リン	1 mg
食塩相当量	微	水分	3.7 g

ポン酢しょうゆ 小さじ1杯 6g

エネルギー	3 kcal	カリウム	17 mg
たんぱく質	0.2 g	リン	4 mg
食塩相当量	0.3 g	水分	4.9 g

ウスターソース 小さじ1杯 6g

エネルギー	7 kcal	カリウム	11 mg
たんぱく質	0.1 g	リン	1 mg
食塩相当量	0.5 g	水分	3.7 g

濃厚ソース 小さじ1杯 6g

エネルギー	8 kcal	カリウム	13 mg
たんぱく質	0.1 g	リン	1 mg
食塩相当量	0.3 g	水分	3.6 g

●トマトケチャップなど

トマトケチャップ 小さじ1杯 5g

エネルギー	6 kcal	カリウム	19 mg
たんぱく質	0.1 g	リン	2 mg
食塩相当量	0.2 g	水分	3.3 g

トマトピューレー 小さじ1杯 5g

エネルギー	2 kcal	カリウム	25 mg
たんぱく質	0.1 g	リン	2 mg
食塩相当量	0 g	水分	4.3 g

チリソース 小さじ1杯 5g

エネルギー	6 kcal	カリウム	25 mg
たんぱく質	0.1 g	リン	2 mg
食塩相当量	0.2 g	水分	3.4 g

オイスターソース 小さじ1杯 6g

エネルギー	6 kcal	カリウム	16 mg
たんぱく質	0.5 g	リン	7 mg
食塩相当量	0.7 g	水分	3.7 g

豆板醤(トウバンジャン) 小さじ1杯 6g

エネルギー	4 kcal	カリウム	12 mg
たんぱく質	0.1 g	リン	3 mg
食塩相当量	1.1 g	水分	4.2 g

甜麺醤(テンメンジャン) 小さじ1杯 6g

エネルギー	15 kcal	カリウム	21 mg
たんぱく質	0.5 g	リン	8 mg
食塩相当量	0.4 g	水分	2.3 g

穀類
肉類
魚介類
豆・製品
卵、乳・製品
い・も 野菜
きのこ
海藻
果物・果物加工品
種実・種実加工品
菓子・飲料
調味料

● だし・だしのもとなど

顆粒和風だし 小さじ1杯 3g

エネルギー	7 kcal	カリウム	5 mg
たんぱく質	0.7 g	リン	8 mg
食塩相当量	1.2 g	水分	微

おでん用顆粒だし
小さじ1杯 3g

エネルギー	5 kcal	カリウム	6 mg
たんぱく質	0.3 g	リン	4 mg
食塩相当量	1.7 g	水分	微

コンソメ（固形）1個 5g

顆粒状の製品も含む

エネルギー	12 kcal	カリウム	10 mg
たんぱく質	0.4 g	リン	4 mg
食塩相当量	2.2 g	水分	微

顆粒中華だし 小さじ1杯 3g

エネルギー	6 kcal	カリウム	27 mg
たんぱく質	0.4 g	リン	7 mg
食塩相当量	1.4 g	水分	微

かつお・こんぶだし（液状）200mℓ

エネルギー	4 kcal	カリウム	126 mg
たんぱく質	0.6 g	リン	26 mg
食塩相当量	0.2 g	水分	198.4 g

洋風だし（液状）200mℓ

エネルギー	12 kcal	カリウム	220 mg
たんぱく質	2.6 g	リン	74 mg
食塩相当量	1.0 g	水分	195.6 g

●みりん、料理酒など

本みりん 大さじ1杯 18g

エネルギー	43kcal	カリウム	1mg
たんぱく質	0.1g	リン	1mg
食塩相当量	0g	水分	8.5g

みりん風調味料 大さじ1杯 18g

エネルギー	41kcal	カリウム	1mg
たんぱく質	微	リン	3mg
食塩相当量	微	水分	7.8g

料理酒 大さじ1杯 15g

エネルギー	14kcal	カリウム	1mg
たんぱく質	微	リン	1mg
食塩相当量	0.3g	水分	12.4g

清酒（普通酒）大さじ1杯 15g

エネルギー	16kcal	カリウム	1mg
たんぱく質	0.1g	リン	1mg
食塩相当量	0g	水分	12.4g

めんつゆ（3倍濃縮タイプ）
大さじ1杯 15g

エネルギー	15kcal	カリウム	33mg
たんぱく質	0.7g	リン	13mg
食塩相当量	1.5g	水分	9.7g

めんつゆ（ストレートタイプ）
大さじ1杯 15g

エネルギー	7kcal	カリウム	15mg
たんぱく質	0.3g	リン	7mg
食塩相当量	0.5g	水分	12.8g

般類

肉類

魚介類

豆・豆製品

卵・乳・乳製品

野菜・いも

きのこ

海藻

果物・果物加工品

野菜・種実・加工品

菓子・飲料

調味料

●マヨネーズ、ドレッシングなど

マヨネーズ 大さじ1杯 12g

エネルギー	85kcal	カリウム	2mg
たんぱく質	0.2g	リン	3mg
食塩相当量	0.2g	水分	2.0g

和風ドレッシング
大さじ1杯 15g

成分値はオイル入りのもの

エネルギー	30kcal	カリウム	23mg
たんぱく質	0.3g	リン	8mg
食塩相当量	0.6g	水分	10.4g

フレンチドレッシング
大さじ1杯 15g

エネルギー	61kcal	カリウム	1mg
たんぱく質	微	リン	微
食塩相当量	0.5g	水分	7.2g

サウザンアイランドドレッシング
大さじ1杯 15g

エネルギー	62kcal	カリウム	11mg
たんぱく質	0.2g	リン	5mg
食塩相当量	0.5g	水分	6.6g

カレールウ 1かけ 20g

エネルギー	102kcal	カリウム	64mg
たんぱく質	1.3g	リン	22mg
食塩相当量	2.1g	水分	0.6g

ホワイトシチュールウ
1かけ 18g

成分値は市販品

エネルギー	93kcal	カリウム	—
たんぱく質	1.3g	リン	—
食塩相当量	1.7g	水分	—

●粉類（小麦粉、パン粉など）

小麦粉(薄力粉) 大さじ1杯 9g

エネルギー	33kcal	カリウム	10mg
たんぱく質	0.7g	リン	5mg
食塩相当量	0g	水分	1.3g

小麦粉(強力粉) 大さじ1杯 9g

エネルギー	33kcal	カリウム	8mg
たんぱく質	1.1g	リン	6mg
食塩相当量	0g	水分	1.3g

天ぷら粉 大さじ1杯 9g

エネルギー	32kcal	カリウム	14mg
たんぱく質	0.8g	リン	11mg
食塩相当量	微	水分	1.1g

パン粉(乾燥) 大さじ1杯 3g

エネルギー	11kcal	カリウム	5mg
たんぱく質	0.4g	リン	4mg
食塩相当量	微	水分	0.4g

コーンスターチ 大さじ1杯 6g

エネルギー	21kcal	カリウム	微
たんぱく質	微	リン	1mg
食塩相当量	0g	水分	0.8g

かたくり粉 大さじ1杯 9g

エネルギー	30kcal	カリウム	3mg
たんぱく質	微	リン	4mg
食塩相当量	0g	水分	1.6g

穀類
肉類
魚介類
豆・豆製品
卵、乳・乳製品
野菜・いも
きのこ
海藻
果物・果物加工品
種実・種実加工品
飲料・菓子
調味料

●砂糖・甘味料

黒砂糖 2cm角 20g

エネルギー	71 kcal	カリウム	220 mg
たんぱく質	0.3 g	リン	6 mg
食塩相当量	微	水分	0.9 g

上白糖 大さじ1杯 9g

エネルギー	35 kcal	カリウム	微
たんぱく質	〔0〕	リン	微
食塩相当量	0 g	水分	0.1 g

グラニュー糖 大さじ1杯 12g

エネルギー	46 kcal	カリウム	微
たんぱく質	〔0〕	リン	〔0〕
食塩相当量	0 g	水分	微

角砂糖 1cm角 2g

エネルギー	8 kcal	カリウム	微
たんぱく質	〔0〕	リン	〔0〕
食塩相当量	0 g	水分	微

はちみつ 大さじ1杯 21g

エネルギー	64 kcal	カリウム	14 mg
たんぱく質	0.1 g	リン	1 mg
食塩相当量	0 g	水分	3.7 g

メープルシロップ 大さじ1杯 21g

エネルギー	54 kcal	カリウム	48 mg
たんぱく質	微	リン	微
食塩相当量	0 g	水分	6.9 g

●油脂

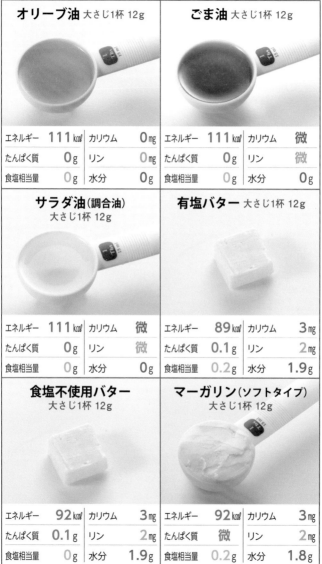

オリーブ油 大さじ1杯 12g

エネルギー	111 kcal	カリウム	0 mg
たんぱく質	0 g	リン	0 mg
食塩相当量	0 g	水分	0 g

ごま油 大さじ1杯 12g

エネルギー	111 kcal	カリウム	微
たんぱく質	0 g	リン	微
食塩相当量	0 g	水分	0 g

サラダ油（調合油）
大さじ1杯 12g

エネルギー	111 kcal	カリウム	微
たんぱく質	0 g	リン	微
食塩相当量	0 g	水分	0 g

有塩バター 大さじ1杯 12g

エネルギー	89 kcal	カリウム	3 mg
たんぱく質	0.1 g	リン	2 mg
食塩相当量	0.2 g	水分	1.9 g

食塩不使用バター
大さじ1杯 12g

エネルギー	92 kcal	カリウム	3 mg
たんぱく質	0.1 g	リン	2 mg
食塩相当量	0 g	水分	1.9 g

マーガリン（ソフトタイプ）
大さじ1杯 12g

エネルギー	92 kcal	カリウム	3 mg
たんぱく質	微	リン	2 mg
食塩相当量	0.2 g	水分	1.8 g

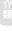

穀類
肉類
魚介類
豆・豆製品
卵・乳・乳製品
野菜・いも
きのこ
海藻
果物・果物加工品
野菜・野菜加工品
菓子・飲料
調味料

減塩のためには、減塩タイプの調味料を使うのも一法。
また、たんぱく質を減らしたみそなどを活用するとよい
でしょう。

減塩しょうゆ
小さじ1杯 5g

エネルギー	4.8kcal
たんぱく質	0.47g
食塩相当量	0.28g
カリウム	3.4mg
リン	9.4mg
水分	4.13g

食塩濃度5%のもの

だし割りポン酢
小さじ1杯 5g

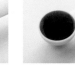

エネルギー	2.5kcal
たんぱく質	1.0g
食塩相当量	0.22g
カリウム	1.12mg
リン	1.58mg
水分	4.14g

たんぱく質調整
米麹みそ
小さじ1杯 6g

エネルギー	13.3kcal
たんぱく質	0.37g
食塩相当量	0.3g
カリウム	19.2mg
リン	7.2mg
水分	—

減塩みそ
小さじ1杯 6g

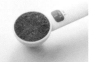

エネルギー	11.9kcal
たんぱく質	0.67g
食塩相当量	0.32g
カリウム	27mg
リン	10.8mg
水分	2.9g

低塩中濃ソース
小さじ1杯 6g

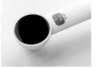

エネルギー	7.5kcal
たんぱく質	0.04g
食塩相当量	0.14g
カリウム	4.98mg
リン	0.66mg
水分	3.98g

食塩不使用 ケチャップ
小さじ1杯 5g

エネルギー	5.9kcal
たんぱく質	0.12g
食塩相当量	0g
カリウム	34.2mg
リン	—
水分	4.46g

※成分値はすべて市販のものです。

容量と重量の関係

調味料と食材を正しく計量するために知っておきたいのが、容量と重量の関係です。ここでチェックしておきましょう。

牛乳 200ml＝200g ではない！

調味料をはかる場合、同じ1さじ、1カップの容量（重さ・g）は食品によって異なります。たとえば、水は1カップ（200ml）＝200gですが、牛乳は200ml＝206.4g≒210gになります。

調味料は計量スプーンやスケールなどで正しくはかるのが基本ですが、ふだんよく使う調味料は、容量と重量の関係を記録しておくのがおすすめ。冷蔵庫の扉など、目につくところにはるなどしておけば、栄養計算もスムーズです。本書では食品ごとに容量と重量を示していますので、参考にしてください。

牛乳 1 カップ（200ml）

≠

200gではない

正解は
206.4g ≒ 210g

一般的な調味料の計量スプーンによる重量表

食品名	小さじ (5ml)	大さじ (15ml)
水・酢・酒	5g	15g
並塩	5g	15g
食塩・精製塩	6g	18g
しょうゆ（こいくち、うすくち）	6g	18g
みそ	6g	18g
本みりん	6g	18g
砂糖（上白糖）	3g	9g
はちみつ・メープルシロップ	7g	21g
トマトケチャップ	5g	15g

食品名	小さじ (5ml)	大さじ (15ml)
ウスターソース	6g	18g
中濃ソース	6g	18g
油・バター	4g	12g
マヨネーズ	4g	12g
かたくり粉	3g	9g
小麦粉（薄力粉・強力粉）	3g	9g
パン粉（乾燥）	1g	3g
顆粒だし（和風・中華）	3g	9g
いりごま	2g	6g

減塩につながるだしのとり方

市販のスープのもとは種類もいろいろで、食塩量も原材料もさまざまです。だしは手作りするのがおすすめ。これらのだしは100ml中に0.1～0.2gの食塩を含みますが、だしをきかせると薄味でもおいしく仕上がります。

こんぶと煮干しのだし（水だし）

煮出して作るだしより、すっきりとした味わいになります。

●材料と作り方（作りやすい分量）
煮干し4～5尾（10～15g）、こんぶ5cm角1枚、水2～3カップをポット（麦茶用など）に入れ、冷蔵庫で2～3時間おき、煮干しとこんぶはとり出す。

しいたけだし（しいたけのもどし汁）

かつおやこんぶでとっただしは、使用量が多いとたんぱく質量の制限に影響が出ることもあります。よりたんぱく質制限が厳しいときに活用しましょう。

●材料と作り方（作りやすい分量）
干ししいたけ2個と水200～300mlをボトル（麦茶用など）に入れ、ふたをして冷蔵庫に一晩（10時間ほど）おく。

かつおとこんぶのだし（一番だし）

汁物や煮物のほか、刺し身用のしょうゆもだしで割れば減塩につながります。

●材料と作り方（作りやすい分量）
1 なべに水6カップとこんぶ10×5cm1枚を入れて1時間以上おく。弱火にかけ、こまかい泡が出てきたらこんぶをとり出す。
2 水1カップと削りがつお20～30gを加えて中火にし、煮立ったら弱火で1分ほど煮て火を止め、5分ほどおき、こす。

チキンスープ

だしをとったあとの手羽先は照り焼きにしたり、ささ身はあえ物などに活用できます。

●材料と作り方（作りやすい分量）
1 鶏手羽先3～4本はさっとゆでて水にとり、洗う。なべに入れ、鶏ささ身3本、水5～6カップ、ねぎの青い部分1本分、しょうがの薄切り3枚を加えて火にかける。
2 煮立ったらアクをとり、火を弱めて10～15分煮る。火を止め、そのままおいてあら熱をとり、こす。

日常よく食べる料理の
栄養がひと目でわかる!

栄養データ
料理編

日常でよく食べる料理114品を
選び、栄養データを掲載。
塩分やたんぱく質のほか、
カリウム量も示していますので、
家庭での食事作りは
もちろん、外食のメニューを
選ぶ際にも参考になります。

＊栄養成分値は「日本食品標準成分表2015年版（七訂）」をもとに算
出。成分値は品種や産地、季節などの条件によって違いが生じま
す。平均的な数字ですので、めやすとしてください。

いり鶏

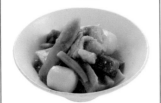

鶏もも肉60g

| エネルギー **360** kcal | カリウム **1314** mg |
| たんぱく質 **15.0** g | 食塩相当量 **2.1** g |

鶏の照り焼き

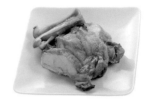

鶏もも肉80g

| エネルギー **231** kcal | カリウム **408** mg |
| たんぱく質 **21.9** g | 食塩相当量 **1.4** g |

鶏つくね

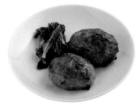

鶏ひき肉80g。つけ合わせは含まない

| エネルギー **242** kcal | カリウム **279** mg |
| たんぱく質 **15.6** g | 食塩相当量 **2.5** g |

鶏肉のから揚げ

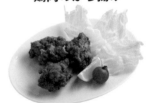

鶏もも肉100g。つけ合わせは含まない

| エネルギー **313** kcal | カリウム **430** mg |
| たんぱく質 **24.2** g | 食塩相当量 **2.5** g |

蒸し鶏のごまだれ

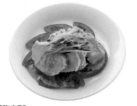

鶏胸肉70g

| エネルギー **163** kcal | カリウム **349** mg |
| たんぱく質 **24.1** g | 食塩相当量 **0.5** g |

鶏手羽と卵の煮物

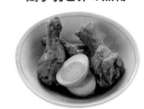

鶏手羽元3本126g

| エネルギー **329** kcal | カリウム **379** mg |
| たんぱく質 **25.9** g | 食塩相当量 **2.3** g |

主菜

副菜

主食・軽食

とんカツ

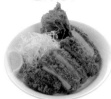

豚ロース肉100g。
つけ合わせ、ソースは含まない

| エネルギー | 450 kcal | カリウム | 340 mg |
| たんぱく質 | 22.0 g | 食塩相当量 | 0.3 g |

豚肉のしょうが焼き

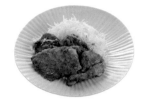

豚肩ロース肉100g

| エネルギー | 421 kcal | カリウム | 481 mg |
| たんぱく質 | 20.9 g | 食塩相当量 | 1.8 g |

肉野菜炒め

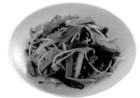

豚もも肉60g

| エネルギー | 298 kcal | カリウム | 973 mg |
| たんぱく質 | 18.0 g | 食塩相当量 | 2.4 g |

ホイコーロー

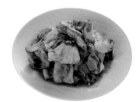

豚もも肉60g

| エネルギー | 255 kcal | カリウム | 535 mg |
| たんぱく質 | 15.5 g | 食塩相当量 | 3.1 g |

酢豚

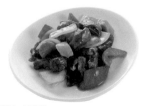

豚ロース肉50g

| エネルギー | 436 kcal | カリウム | 390 mg |
| たんぱく質 | 15.8 g | 食塩相当量 | 3.9 g |

豚ヒレ肉のソテー

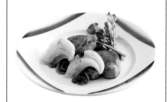

豚ヒレ肉100g

| エネルギー | 220 kcal | カリウム | 599 mg |
| たんぱく質 | 23.2 g | 食塩相当量 | 1.1 g |

●肉類

肉じゃが

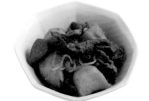

牛肩ロース肉40g

エネルギー	**390** kcal	カリウム	**1239** mg
たんぱく質	**11.5** g	食塩相当量	**1.3** g

チンジャオロースー

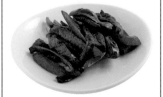

牛肩ロース肉60g

エネルギー	**365** kcal	カリウム	**301** mg
たんぱく質	**10.7** g	食塩相当量	**2.2** g

ビーフステーキ

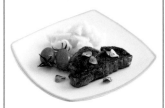

牛ヒレ肉100g

エネルギー	**305** kcal	カリウム	**468** mg
たんぱく質	**20.1** g	食塩相当量	**1.3** g

ビーフシチュー

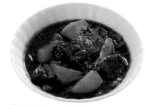

牛バラ肉80g

エネルギー	**474** kcal	カリウム	**450** mg
たんぱく質	**12.0** g	食塩相当量	**3.0** g

ハンバーグ

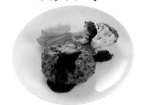

合いびき肉70g。つけ合わせは含まない

エネルギー	**305** kcal	カリウム	**420** mg
たんぱく質	**20.0** g	食塩相当量	**1.4** g

焼き肉（牛肉・たれ）

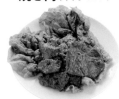

牛リブロース肉80g。つけ合わせは含まない

エネルギー	**472** kcal	カリウム	**122** mg
たんぱく質	**11.5** g	食塩相当量	**1.6** g

●肉類

ギョーザ

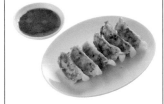

豚ひき肉50g。たれは含まない

エネルギー	436 kcal	カリウム	340 mg
たんぱく質	13.8 g	食塩相当量	2.4 g

シューマイ

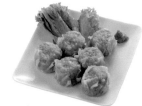

豚ひき肉100g

エネルギー	394 kcal	カリウム	500 mg
たんぱく質	18.2 g	食塩相当量	2.6 g

麻婆なす

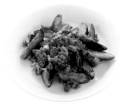

豚ひき肉50g

エネルギー	328 kcal	カリウム	700 mg
たんぱく質	15.4 g	食塩相当量	4.4 g

春巻き

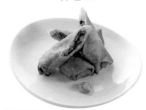

豚もも肉20g

エネルギー	296 kcal	カリウム	219 mg
たんぱく質	7.7 g	食塩相当量	0.7 g

砂肝とブロッコリーの炒め物

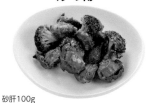

砂肝100g

エネルギー	255 kcal	カリウム	490 mg
たんぱく質	21.5 g	食塩相当量	1.1 g

焼き肉（豚レバー・たれ）

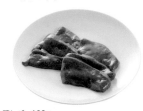

豚レバー100g

エネルギー	148 kcal	カリウム	312 mg
たんぱく質	20.9 g	食塩相当量	1.1 g

●魚介

あじの塩焼き

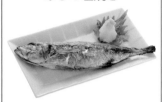

あじ70g。青じそは含まない

エネルギー	**126** kcal	カリウム	**427** mg
たんぱく質	**18.3** g	食塩相当量	**1.1** g

さんまの塩焼き

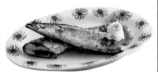

さんま117g。青じそは含まない

エネルギー	**374** kcal	カリウム	**401** mg
たんぱく質	**27.5** g	食塩相当量	**2.3** g

ぶりの照り焼き

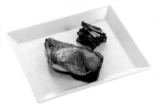

ぶり100g。つけ合わせは含まない

エネルギー	**296** kcal	カリウム	**385** mg
たんぱく質	**21.9** g	食塩相当量	**1.0** g

さばのみそ煮

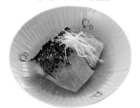

さば80g

エネルギー	**254** kcal	カリウム	**398** mg
たんぱく質	**18.5** g	食塩相当量	**2.2** g

ぶり大根

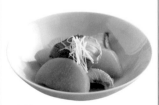

ぶり100g

エネルギー	**375** kcal	カリウム	**707** mg
たんぱく質	**23.4** g	食塩相当量	**2.7** g

かれいの煮物

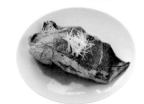

子持ちがれい128g

エネルギー	**232** kcal	カリウム	**678** mg
たんぱく質	**26.2** g	食塩相当量	**1.6** g

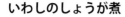

●魚介

いわしのしょうが煮

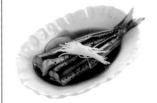

いわし100g

| エネルギー | **231** kcal | カリウム | **275** mg |
| たんぱく質 | **19.9** g | 食塩相当量 | **1.5** g |

鮭の竜田揚げ

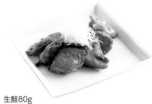

生鮭80g

| エネルギー | **209** kcal | カリウム | **305** mg |
| たんぱく質 | **18.8** g | 食塩相当量 | **1.5** g |

さわらのムニエル

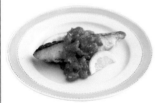

さわら80g

| エネルギー | **249** kcal | カリウム | **594** mg |
| たんぱく質 | **17.3** g | 食塩相当量 | **1.6** g |

わかさぎの南蛮漬け

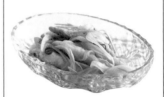

わかさぎ60g

| エネルギー | **197** kcal | カリウム | **248** mg |
| たんぱく質 | **10.4** g | 食塩相当量 | **2.0** g |

刺し身盛り合わせ

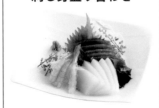

まぐろ、いか、甘えび。しょうゆを含む

| エネルギー | **135** kcal | カリウム | **483** mg |
| たんぱく質 | **27.0** g | 食塩相当量 | **1.5** g |

たらのちり鍋

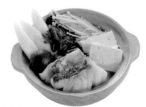

たら(まだら)70g

| エネルギー | **136** kcal | カリウム | **980** mg |
| たんぱく質 | **19.3** g | 食塩相当量 | **2.1** g |

●魚介

天ぷら

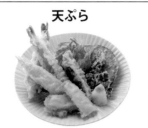

えび、いか、かぼちゃなど。天つゆは含まない

エネルギー	**439** kcal	カリウム	**621** mg
たんぱく質	**20.5** g	食塩相当量	**0.5** g

カキフライ

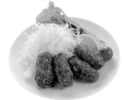

カキ80g。つけ合わせ、ソースは含まない

エネルギー	**344** kcal	カリウム	**198** mg
たんぱく質	**9.6** g	食塩相当量	**1.2** g

ミックスフライ

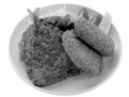

あじフライ、ポテトコロッケ、クリームコロッケ各1個。つけ合わせ、ソースは含まない

エネルギー	**649** kcal	カリウム	**471** mg
たんぱく質	**23.8** g	食塩相当量	**1.4** g

アクアパッツァ

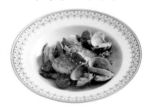

たい80g、あさり50g

エネルギー	**182** kcal	カリウム	**600** mg
たんぱく質	**19.6** g	食塩相当量	**1.3** g

えびのチリソース炒め

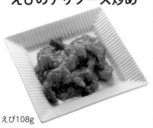

えび108g

エネルギー	**288** kcal	カリウム	**526** mg
たんぱく質	**24.6** g	食塩相当量	**2.3** g

ほたてとチンゲンサイのクリーム煮

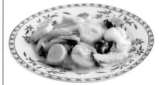

ほたて貝柱120g

エネルギー	**201** kcal	カリウム	**704** mg
たんぱく質	**22.6** g	食塩相当量	**1.9** g

●魚介

カキのオイスターソース炒め

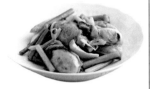

カキ120g

エネルギー	201 kcal	カリウム	416 mg
たんぱく質	10.0 g	食塩相当量	2.2 g

いかのわた炒め

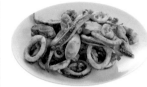

いか225g

エネルギー	271 kcal	カリウム	802 mg
たんぱく質	45.8 g	食塩相当量	2.3 g

たこときゅうりの酢の物

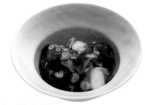

たこ（ゆで）100g

エネルギー	127 kcal	カリウム	347 mg
たんぱく質	22.5 g	食塩相当量	1.7 g

あさりの酒蒸し

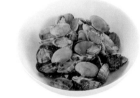

あさり120g

エネルギー	52 kcal	カリウム	169 mg
たんぱく質	7.3 g	食塩相当量	2.8 g

あじの干物焼き

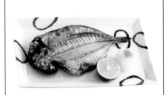

あじの干物56g

エネルギー	130 kcal	カリウム	286 mg
たんぱく質	14.0 g	食塩相当量	1.1 g

ほっけの開き干し焼き

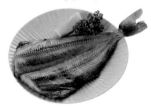

ほっけの干物1/2尾分96g

エネルギー	193 kcal	カリウム	403 mg
たんぱく質	22.2 g	食塩相当量	1.9 g

●大豆製品

麻婆豆腐

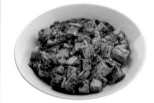

豆腐100g

エネルギー	371 kcal	カリウム	370 mg
たんぱく質	27.0 g	食塩相当量	3.9 g

肉豆腐

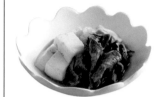

豆腐100g、牛もも肉70g

エネルギー	295 kcal	カリウム	695 mg
たんぱく質	19.9 g	食塩相当量	2.8 g

揚げ出し豆腐

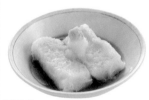

豆腐140g

エネルギー	208 kcal	カリウム	343 mg
たんぱく質	7.8 g	食塩相当量	0.8 g

豆腐とにらの炒め物

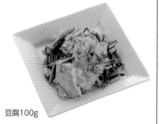

豆腐100g

エネルギー	203 kcal	カリウム	462 mg
たんぱく質	13.3 g	食塩相当量	2.0 g

厚揚げと白菜の中華炒め

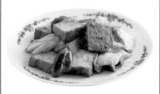

厚揚げ100g

エネルギー	231 kcal	カリウム	431 mg
たんぱく質	12.9 g	食塩相当量	1.4 g

高野豆腐と野菜の炊き合わせ

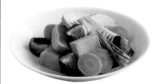

高野豆腐16g

エネルギー	168 kcal	カリウム	563 mg
たんぱく質	13.2 g	食塩相当量	2.0 g

●卵

ハムエッグ

卵1個50g、ロースハム40g

エネルギー	172 kcal	カリウム	170 mg
たんぱく質	12.8 g	食塩相当量	1.7 g

オムレツ

卵1個50g

エネルギー	173 kcal	カリウム	125 mg
たんぱく質	6.7 g	食塩相当量	1.0 g

厚焼き卵

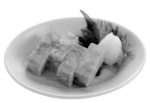

厚焼き卵100g分。つけ合わせは含まない

エネルギー	151 kcal	カリウム	130 mg
たんぱく質	10.8 g	食塩相当量	1.1 g

スクランブルエッグ

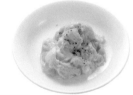

卵1個50g

エネルギー	105 kcal	カリウム	81 mg
たんぱく質	6.5 g	食塩相当量	0.6 g

茶碗蒸し

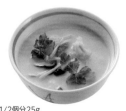

卵1/2個分25g

エネルギー	68 kcal	カリウム	166 mg
たんぱく質	5.7 g	食塩相当量	1.0 g

温泉卵

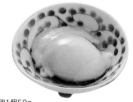

卵1個50g

エネルギー	90 kcal	カリウム	68 mg
たんぱく質	6.6 g	食塩相当量	0.8 g

●野菜

ほうれんそうのごまあえ

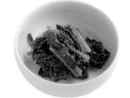

ほうれんそう80g

エネルギー	**44**kcal	カリウム	**580**mg
たんぱく質	**2.6**g	食塩相当量	**0.5**g

野菜の白あえ

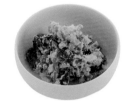

ほうれんそう80g、豆腐50g

エネルギー	**90**kcal	カリウム	**683**mg
たんぱく質	**6.4**g	食塩相当量	**0.4**g

野菜のナムル

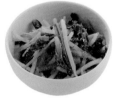

もやし50g、ほうれんそう40g

エネルギー	**38**kcal	カリウム	**405**mg
たんぱく質	**2.4**g	食塩相当量	**0.4**g

かぼちゃの煮物

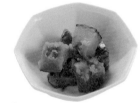

かぼちゃ90g

エネルギー	**112**kcal	カリウム	**472**mg
たんぱく質	**2.4**g	食塩相当量	**0.8**g

さといもの煮っころがし

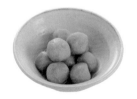

さといも140g

エネルギー	**110**kcal	カリウム	**982**mg
たんぱく質	**2.8**g	食塩相当量	**0.8**g

ひじきとれんこんのいり煮

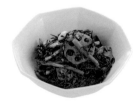

ひじき(乾)10g

エネルギー	**85**kcal	カリウム	**640**mg
たんぱく質	**2.7**g	食塩相当量	**1.3**g

●野菜

切り干し大根の煮物

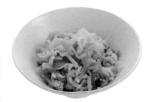

切り干し大根10g

エネルギー	89 kcal	カリウム	474 mg
たんぱく質	3.0 g	食塩相当量	1.2 g

野菜サラダ

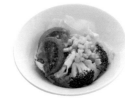

トマト50g、ブロッコリー50g

エネルギー	96 kcal	カリウム	319 mg
たんぱく質	2.8 g	食塩相当量	0.6 g

ポテトサラダ

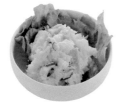

じゃがいも135g

エネルギー	166 kcal	カリウム	471 mg
たんぱく質	5.2 g	食塩相当量	1.2 g

まぐろの山かけ

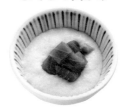

長いも80g、まぐろ50g

エネルギー	105 kcal	カリウム	572 mg
たんぱく質	13.0 g	食塩相当量	0.9 g

なめこおろし

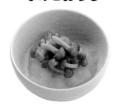

大根90g、なめこ25g

エネルギー	22 kcal	カリウム	276 mg
たんぱく質	1.0 g	食塩相当量	0.4 g

キャベツの浅漬け

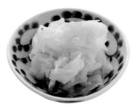

キャベツ70g

エネルギー	18 kcal	カリウム	157 mg
たんぱく質	1.0 g	食塩相当量	0.4 g

きつねうどん

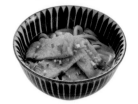

うどん(ゆで)1玉240g

エネルギー **421** kcal	カリウム **477** mg
たんぱく質 **14.0** g	食塩相当量 **4.7** g

鴨南蛮そば

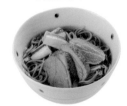

そば(ゆで)1玉170g

エネルギー **430** kcal	カリウム **296** mg
たんぱく質 **17.3** g	食塩相当量 **3.3** g

たぬきそば

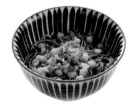

そば(ゆで)1玉170g

エネルギー **364** kcal	カリウム **213** mg
たんぱく質 **12.1** g	食塩相当量 **3.9** g

ラーメン

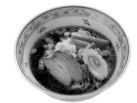

中華めん(生)120g

エネルギー **438** kcal	カリウム **623** mg
たんぱく質 **17.9** g	食塩相当量 **5.9** g

タンメン

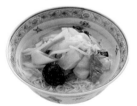

中華めん(生)120g

エネルギー **502** kcal	カリウム **741** mg
たんぱく質 **21.1** g	食塩相当量 **6.1** g

担担めん

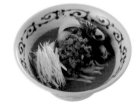

中華めん(生)120g

エネルギー **682** kcal	カリウム **1281** mg
たんぱく質 **26.1** g	食塩相当量 **6.9** g

●めん

冷やし中華

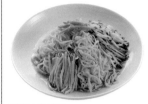

中華めん（生）120g

エネルギー **509** kcal	カリウム **710** mg
たんぱく質 **19.9** g	食塩相当量 **5.4** g

ソース焼きそば

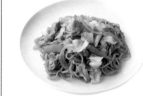

中華めん（蒸し）150g

エネルギー **512** kcal	カリウム **514** mg
たんぱく質 **15.7** g	食塩相当量 **3.1** g

塩焼きそば

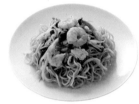

中華めん（蒸し）150g

エネルギー **539** kcal	カリウム **711** mg
たんぱく質 **22.0** g	食塩相当量 **2.9** g

ナポリタン

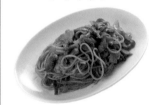

スパゲッティ（乾燥）80g

エネルギー **566** kcal	カリウム **593** mg
たんぱく質 **14.5** g	食塩相当量 **3.6** g

スパゲッティミートソース

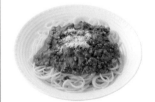

スパゲッティ（乾燥）80g

エネルギー **602** kcal	カリウム **561** mg
たんぱく質 **22.1** g	食塩相当量 **3.7** g

ペペロンチーノ

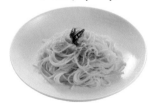

スパゲッティ（乾燥）80g

エネルギー **440** kcal	カリウム **246** mg
たんぱく質 **13.0** g	食塩相当量 **2.2** g

●ご飯

親子丼

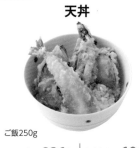

ご飯250g

エネルギー	680 kcal	カリウム	410 mg
たんぱく質	29.8 g	食塩相当量	2.8 g

牛丼

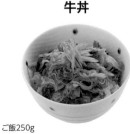

ご飯250g

エネルギー	798 kcal	カリウム	415 mg
たんぱく質	18.6 g	食塩相当量	3.0 g

天丼

ご飯250g

エネルギー	836 kcal	カリウム	606 mg
たんぱく質	28.8 g	食塩相当量	3.5 g

うな丼

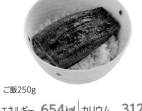

ご飯250g

エネルギー	654 kcal	カリウム	312 mg
たんぱく質	24.7 g	食塩相当量	1.0 g

ポークカレー

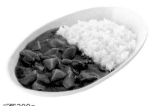

ご飯200g

エネルギー	693 kcal	カリウム	307 mg
たんぱく質	13.4 g	食塩相当量	4.2 g

シーフードドリア

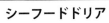
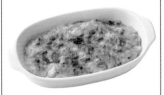

ご飯120g

エネルギー	585 kcal	カリウム	399 mg
たんぱく質	21.0 g	食塩相当量	2.5 g

●ご飯

ハヤシライス

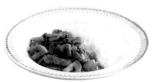

ご飯250g

| エネルギー | 728 kcal | カリウム | 456 mg |
| たんぱく質 | 19.2 g | 食塩相当量 | 2.8 g |

えびピラフ

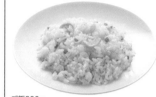

ご飯200g

| エネルギー | 462 kcal | カリウム | 240 mg |
| たんぱく質 | 9.9 g | 食塩相当量 | 4.2 g |

高菜チャーハン

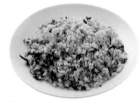

ご飯200g

| エネルギー | 596 kcal | カリウム | 293 mg |
| たんぱく質 | 17.0 g | 食塩相当量 | 2.8 g |

中華丼

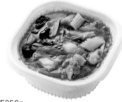

ご飯250g

| エネルギー | 620 kcal | カリウム | 410 mg |
| たんぱく質 | 22.9 g | 食塩相当量 | 2.5 g |

ビビンバ

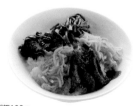

ご飯100g

| エネルギー | 473 kcal | カリウム | 472 mg |
| たんぱく質 | 13.9 g | 食塩相当量 | 5.5 g |

いなりずし

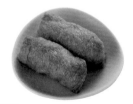

2個105g

| エネルギー | 183 kcal | カリウム | 115 mg |
| たんぱく質 | 5.0 g | 食塩相当量 | 2.0 g |

●パン

チーズトースト

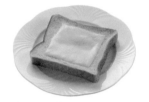

食パン6枚切り1枚60g

エネルギー	252 kcal	カリウム	53 mg
たんぱく質	9.7 g	食塩相当量	1.3 g

サンドイッチ（卵）

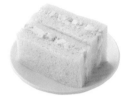

食パン12枚切り2枚60g

エネルギー	353 kcal	カリウム	116 mg
たんぱく質	12.1 g	食塩相当量	1.8 g

サンドイッチ（野菜、ハム）

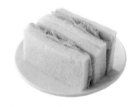

食パン12枚切り2枚60g

エネルギー	239 kcal	カリウム	118 mg
たんぱく質	9.1 g	食塩相当量	2.2 g

サンドイッチ（ツナ）

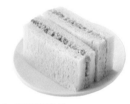

食パン12枚切り2枚60g

エネルギー	400 kcal	カリウム	187 mg
たんぱく質	14.7 g	食塩相当量	2.5 g

ハンバーガー

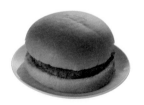

バンズ用パン60g

エネルギー	396 kcal	カリウム	394 mg
たんぱく質	15.9 g	食塩相当量	1.8 g

ホットドッグ

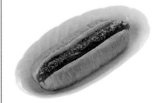

コッペパン50g

エネルギー	374 kcal	カリウム	246 mg
たんぱく質	12.8 g	食塩相当量	2.5 g

●パン・ピザ、あんまんなど

フレンチトースト

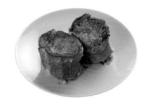

フランスパン2切れ

エネルギー	**307** kcal	カリウム	**209** mg
たんぱく質	**11.0** g	食塩相当量	**1.2** g

カレーパン

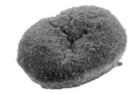

1個100g

エネルギー	**321** kcal	カリウム	**130** mg
たんぱく質	**6.6** g	食塩相当量	**1.2** g

ホットケーキ

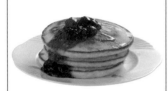

200g。ジャムの成分値は含まない

エネルギー	**522** kcal	カリウム	**420** mg
たんぱく質	**15.4** g	食塩相当量	**1.4** g

ピザ

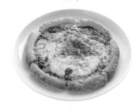

ピザクラスト1枚100g。トマトベースのもの

エネルギー	**448** kcal	カリウム	**388** mg
たんぱく質	**21.7** g	食塩相当量	**2.2** g

あんまん

1個100g

エネルギー	**280** kcal	カリウム	**64** mg
たんぱく質	**6.1** g	食塩相当量	**0** g

肉まん

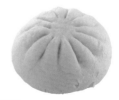

1個110g

エネルギー	**286** kcal	カリウム	**341** mg
たんぱく質	**11.0** g	食塩相当量	**1.3** g

●お好み焼き、おでんなど

お好み焼き

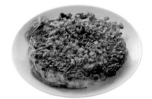

中1枚約330g

エネルギー	**502** kcal	カリウム	**612** mg
たんぱく質	**28.4** g	食塩相当量	**2.4** g

たこ焼き

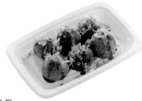

6個

エネルギー	**331** kcal	カリウム	**295** mg
たんぱく質	**15.0** g	食塩相当量	**1.9** g

おでん

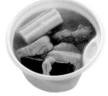

大根、ちくわぶなど6種
(＊市販品で計測。汁は含まない)

エネルギー	**430** kcal	カリウム	**503** mg
たんぱく質	**18.8** g	食塩相当量	**2.9** g

アメリカンドッグ

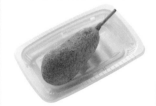

1個約96g(＊市販品で計測)

エネルギー	**270** kcal	カリウム	—
たんぱく質	**9.4** g	食塩相当量	**1.0** g

フライドチキン

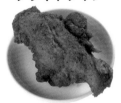

鶏もも肉(骨つき)200g

エネルギー	**336** kcal	カリウム	**443** mg
たんぱく質	**24.2** g	食塩相当量	**1.9** g

フライドポテト

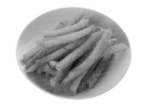

約135g(＊市販品で計測・カリウムは参考値)

エネルギー	**424** kcal	カリウム	**891** mg
たんぱく質	**5.3** g	食塩相当量	**1.1** g

外食・中食のとり方

外食の多くは高エネルギー、高たんぱく、高塩分メニューです。まずは、ふだん食べているメニューのたんぱく質やエネルギー量はどの程度かを把握することが大切。そのうえで、具の一部を残す、塩分の多い汁は飲まないなど食べ方の工夫が必要です。

外食・中食のとり方ポイント

1 めん類はスープを残す

めん類はスープだけでも塩分が1日の許容量近く、カリウムも多く含まれています。食べる頻度を減らし、食べる際も汁は残すようにします。パスタなら、ミートソースより魚介や野菜中心のトマトソースなど、たんぱく質が少ないメニューにしましょう。

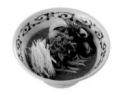
高たんぱく、高塩分のめん。スープを残すのは必須！

2 丼ものより定食を選ぶ

牛丼や親子丼などは、たんぱく質のとりすぎになりがち。丼ものより定食メニューを選ぶのが賢明。たんぱく質が少なめのカキフライや肉野菜炒めなど、メニュー選択の幅が広がり、自分に合った食べ方ができます。

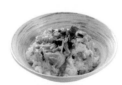
親子丼は高たんぱくで要注意！

3 コンビニの弁当は栄養表示をチェック

コンビニのお弁当やお惣菜には、栄養成分表示が記載されていますので、表示を確認しながら選ぶようにしましょう。外食よりも塩分やたんぱく質の指示に合わせて食べることができます（食品の栄養表示の見方は次ページ参照）。

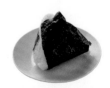
おにぎりは具によってたんぱく質の量に違いがあるので、要チェック！

栄養成分表示の読みとり方

数ある食品の中から適切なものを選んで賢く活用するためにも、食品表示を読みとることが大切です。栄養成分表示が義務づけられているのは、エネルギー、たんぱく質、脂質、炭水化物、ナトリウム（食塩相当量に換算したもの）の5項目です。

栄養成分表示

食品単位あたり	
熱量（エネルギー）	kcal
たんぱく質	g
脂質	g
● 飽和脂肪酸	g
―n-3系脂肪酸	g
―n-6系脂肪酸	g
コレステロール	mg ●
炭水化物	g ●
―糖質	g ●
―糖類	g
● 食物繊維	g
食塩相当量	g ●
たんぱく質、脂質、飽和脂肪酸、n-3系脂肪酸、n-6系脂肪酸、コレステロール、炭水化物、糖質、糖類、食物繊維及びナトリウム以外の栄養成分	mg

ココをチェック

**糖質、脂質などの
表示はわかりやすく**

　表示の仕方がわかりやすくなっています。たとえば、糖質。炭水化物は糖質と食物繊維から構成されることがわかるような工夫がされています。

ココをチェック

**「ナトリウム」は
「食塩相当量」で表示**

　従来のナトリウム表示では、換算係数をもとに食塩相当量を計算して求める必要があります。そこで、活用しやすいようにナトリウムは「食塩相当量」での表示が義務づけられました。（換算係数は9ページ参照）。

ココをチェック

**「飽和脂肪酸」と「食物繊維」の
2項目が推奨表示**

　将来的に義務化をめざす「推奨項目」として「飽和脂肪酸」と「食物繊維」の2成分が加わりました。

栄養データ
資料編

食事療法を続けていくためには
必要な知識を身につけ、
病気を理解することが大切です。
ここでは腎臓病の基礎知識を掲載。
あわせて、たんぱく質量の少ない
食品成分値、野菜の加熱後の
栄養価などを掲載。
食事療法にお役立てください。

慢性腎臓病とはどんな病気？

腎臓病とはどんな病気？

腎臓病とは、腎臓の糸球体や尿細管が破損することで、腎臓の働きが悪くなる病気です。

原因となる病気の種類によって腎臓自体に病気を生じる原発性（一次性）と、腎臓以外に原因があり、その結果としての続発性（二次性）、さらに病気の発生と進展の違いにより急性と慢性に分けられます。

原発性の腎臓病は、腎臓自体になんらかの障害が起こり、腎機能が低下する腎臓病をさします。糸球体腎炎や間質性腎炎などが原発性の腎臓病です。

続発性の腎臓病は腎臓以外の病気が原因になっているものをさし、糖尿病腎症、腎硬化症などがあります。

急性の腎臓病と慢性の腎臓病

急性と慢性の違いについて説明します。

急性の腎臓病は、症状が出てから短い期間で腎臓の機能が低下し、尿が出なくなるほど悪化するものの、適切な治療によって改善し、回復することも可能な腎臓病です。

総称として急性腎障害（ＡＫＩ）といいます。急性糸球体腎炎が代表的ですが、けがや手術で一時的に腎機能が低下して起こることもあります。

慢性の腎臓病は病状が徐々に進行するもので、慢性腎臓病（ＣＫＤ）と総称します。かなり進行するまで自覚症状が出ません。

原因となる病気には、慢性糸球体腎炎、糖尿病腎症、腎硬化症、多発性嚢胞腎などがあります。

また、急性糸球体腎炎など、最初は急性だったものの、回復することができず、慢性へと移行する場合もあります。

進行すると腎不全、透析療法へ

慢性腎臓病（CKD）は、尿検査でたんぱく尿など数値の異常が3カ月以上続く場合、腎臓の機能が60％以下（もしくはGFRが60ml／分／1.73㎡未満）の状態が3カ月以上続く場合、このいずれか、あるいは両方を満たす場合に診断されます。GFR（糸球体濾過量）とは、1分間に血液が糸球体を通過する量のことで、数値が小さくなるほど、腎臓の機能が低下していることを示します。

慢性腎臓病は急性腎障害と違い、ある程度進行すると、治療しても完治することはありません。治療せず放置すると、進行して腎不全となり、透析療法が必要な状態になります。

人工透析に至らなくても、心筋梗塞、心不全、脳卒中など他の血管疾患の発症率が格段に高くなることがわかっています。なぜなら、慢性腎臓病と心血管疾患は、病気の原因につながる危険因子に、共通するものが多いためです。

慢性腎臓病（CKD）の診断基準

1 尿所見の異常 腎臓病の障害が明らかである。特にたんぱく尿が出ている場合。

2 GFR60未満 糸球体濾過量（GFR）が60ml／分／1.73㎡未満である

1、2のいずれか、または両方が3カ月以上続いている

慢性腎臓病（CKD）

治療で予防。進行を遅らせる　　高血圧、糖尿病などの治療

治療しないと

腎不全➡末期腎不全（透析）
腎臓の機能が低下して、腎臓がその役割を果たせなくなる。働きを代替する透析治療や腎移植が必要となる。

心血管疾患（心筋梗塞、心不全、脳卒中）
慢性腎臓病を悪化させるような状態が続くと、心筋梗塞や狭心症などの心臓病や、脳卒中などを引き起こす危険を高める。

腎臓病のしくみと働き

全身の老廃物を取り除き尿として排出

腎臓は体を構成する水分（体液）の状態（さまざまな成分のバランス）を維持するために働いています。そのひとつが血液中の老廃物、有害物質の除去です。尿を排泄することにより、体内の水分量も一定に保たれています。そのしくみについて説明します。

腎臓は、背中側の肋骨と腰骨の間に、左右ひとつずつある臓器です。大きさは直径約12cm、短径約6cm、厚さ約3cm、重さは約150gで、形はそら豆に似ています。外側を皮質がおおい、内側に髄質（腎錐体）、中心には腎盂があります。

尿をつくっているのは皮質にある糸球体と皮質と髄質にまたがる尿細管です。糸球体は毛細血管のかたまりで、ボーマン嚢という袋でおおわれています。糸球体とボーマン嚢をまとめて腎小体といいます。さらに腎小体と尿細管をまとめてネフロン

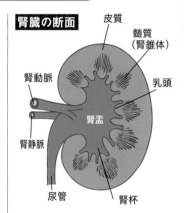

腎臓の断面

皮質
髄質（腎錐体）
乳頭
腎動脈
腎盂
腎静脈
尿管
腎杯

といい、左右の腎臓に合わせて約200万個あります。それらひとつひとつで尿がつくられています。つくられた尿は尿管を通って膀胱へと運ばれます。

心臓から送り出された血液は、大動脈から腎動脈を通って左右の腎臓に流れ込み、糸球体に入っていきます。血液は糸球体の毛細血管を通過する間に濾過されます。赤血球や白血球などの大きな細胞成分や分子量の大きいたんぱく質は血液中に残り、小さな分子の成分と水

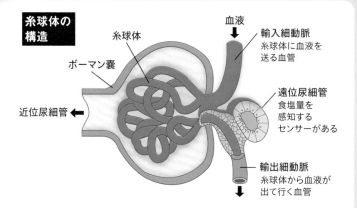

糸球体の構造

糸球体

ボーマン嚢

近位尿細管 ←

血液

輸入細動脈
糸球体に血液を
送る血管

遠位尿細管
食塩量を
感知する
センサーがある

輸出細動脈
糸球体から血液が
出て行く血管

分は、ボーマン嚢にしみ出します。その量は1日約150ℓで、これが尿の原料となる原尿（濾液）です。

原尿は近位尿細管で電解質、アミノ酸、ブドウ糖など、体に必要な成分が一緒に再吸収され、さらに遠位尿細管でカルシウム、ナトリウムと水分が吸収されます。その結果、実際に尿として排泄されるのは原尿のわずか1％の約1.5ℓで、腎盂から尿管を通って膀胱へ送り出され、尿として排出されます。

腎臓のそのほかの働き

腎臓は同時に、筋肉の収縮・弛緩、さまざまな組織の複雑な作用が順調に行われるために大切な電解質の調節もしています。

ほかにも、腎臓には血液中のpHを弱アルカリ性に保つ働きがあります。食べ物を代謝する過程で、酸性の物質ができますが、尿がつくられる過程で血液中のpHが調整されるため、

人の体の血液中のpHは常に7.40±0.05に保たれています。

また、腎臓では赤血球をつくるために必要なエリスロポエチンをはじめ、血圧上昇作用をもつレニン、血圧低下作用をもつキニンなど、さまざまなホルモンがつくられています。骨の強化に必要なビタミンDの活性化も腎臓の働きです。

157

慢性腎臓病はどんな症状が出るのか？

腎機能の状態で6つのステージに分類される

慢性腎臓病は腎機能の状態により G1 から G5 まで6つのステージに分類されます。分類は右のページの表のとおり、糸球体濾過量（GFR）が基準になります。

慢性腎臓病は、初期はほとんど自覚症状がありません。ステージ G1 では少量のたんぱく尿（排出されるたんぱく尿が1日0.2g以上）が認められるものの、腎機能は正常に働きます。ステージ G2 になると軽度の腎機能低下が認められますが、腎臓病とわかる自覚症状はほとんどありません。発見は風邪症状の受診、健康診断等で検査をし、たんぱく尿、血尿が指摘され発見されることがほとんどです。

ステージ G3 以降になると、慢性腎不全への進行が早くなり、治療しても失われた機能が戻ることはありません。腎機能が低下してくると、たんぱく尿、血尿、むくみ、高血圧、尿量の増加などの症状が出て、さらに G4 以降の腎不全期になると、体内の老廃物が尿中にきちんと排泄できなくなることで、だるさ、吐きけ、食欲不振、頭痛、呼吸困難、貧血などの尿毒症の症状が出てきます。高血圧や、尿量がふえることによる脱水は、腎機能をさらに低下させます。また血液中に老廃物がたまることで起こる高窒素血症も糸球体に負担をかけるため危険です。腎機能低下を抑える治療とともに、これらの症状に対する治療を行うことが必要です。

慢性腎臓病の原因疾患には、糖尿病腎症、腎硬化症、多発性囊胞腎（のうほう）などがあります。また、IgA腎症、ループス腎炎、膜性増殖性糸球体腎炎などは、急性腎障害として発症することもありますが、早急に適切な治療をしない場合には腎機能が回復せず、慢性腎臓病へと移行することもあります。

慢性腎臓病（ＣＫＤ）の重症度分類（ステージ表）

重症度は原疾患・GFR区分・蛋白尿区分を合わせたステージにより評価する。CKDの重症度は死亡、末期腎不全、心血管死亡発症のリスクを緑 ■ のステージを基準に、黄 ■、オレンジ ■、赤 ■ の順にステージが上昇するほどリスクは上昇する。

原疾患	蛋白尿区分		A1	A2	A3
糖尿病	尿アルブミン定量 (mg／日)		正常	微量 アルブミン尿	顕性 アルブミン尿
	尿アルブミン／Cr比 (mg/gCr)		30未満	30〜299	300以上
高血圧　腎炎 多発性嚢胞腎 移植腎 不明　その他	尿蛋白定量 (g／日)		正常	軽度 蛋白尿	高度 蛋白尿
	尿蛋白／Cr比 (g/gCr)		0.15未満	0.15〜 0.49	0.50以上
GFR区分 (mℓ／分／ 1.73㎡)	G1	正常または 高値 ≧ 90			
	G2	正常または 軽度低下 60〜89			
	G3a	軽度〜 中等度低下 45〜59			
	G3b	中等度〜 高度低下 30〜44			
	G4	高度低下 15〜29			
	G5	末期腎不全 (ESKD) < 15			

日本腎臓学会編「CKD診療ガイド2012」
（KDIGO CKD guideline 2012を日本人用に改変）

慢性腎臓病はどんな治療をするのか？

ＣＫＤの進行に応じた治療

慢性腎臓病は、自然によくなることはありません。自覚症状がないからと治療を放置すると、腎機能が低下し、自覚症状が出たときには、かなり腎機能障害が進行した状態になってしまいます。慢性腎臓病と診断されたら、まず、原因は何か、腎障害や腎機能はどの程度かを把握する必要があります。そのうえで、悪化につながる要因のうち治療できるものは治療します。

慢性腎臓病の危険因子としては年齢（加齢）、家族歴、過去の健診で尿異常や腎機能異常を指摘された人、肥満をはじめ、脂質異常症、高血圧、耐糖能異常（糖尿病予備群）、糖尿病などメタボリックシンドロームの人、非ステロイド性消炎鎮痛剤などの薬を常用している人、急性腎不全の既往歴がある人、膠原病、感染症、尿路結石がある人、喫煙者などがあげられます。特に高血圧は腎臓の血管に負担を

かけ、腎硬化症をはじめ、さまざまな腎臓病を進行させる原因になります。血管障害である糖尿病も腎臓の血管に負担をかけて糖尿病腎症を進行させるので、糖尿病予備群の人は生活改善を心がけ、糖尿病にならないように予防し、糖尿病の人は血糖と血圧のコントロールをして腎臓に負担をかけないようにすることが大切です。

慢性腎臓病（CKD）の主な治療

生活習慣

疲れをためず、安静にしすぎず、規則正しい生活をするなど

食事療法

腎機能の低下を抑えるための食事療法。基本は減塩、たんぱく質制限、適正エネルギーの確保など

薬物療法

・腎機能の低下を遅らせ、改善させるための治療
・慢性腎臓病の原因となる病気の治療

基本は「食事療法＋生活改善＋必要に応じた薬」

慢性腎臓病は、重症度によって治療の方針が異なります（重症度分類はP159）。ステージG2以上では、原疾患の治療のための薬物療法と生活習慣の改善による予防のための治療を行います。G3a以上に腎機能が低下した場合は、食塩制限や肥満の改善などの食事療法を中心に行います。

食事療法では、十分なカロリーと水分の摂取をしながら、減塩、たんぱく質制限、リン・カリウムの制限を行います。

薬物療法では、腎不全を治す薬はありませんが、腎機能の低下を防ぐため、高血圧の場合は降圧薬や利尿剤など血圧をコントロールする治療を行い、体内にたまるリン、カリウムを吸着する薬、進行を遅らせるためにステロイド、免疫抑制剤などを使います。日常生活では過度な運動、長時間労働などは避け、ストレス、疲れをためないように心がけます。

腎臓の働きの程度と治療の目安

	G1	G2	G3a	G3b	G4	G5
eGFR値※	90以上	89〜60	59〜45	44〜30	29〜15	15未満
腎臓の働きの程度	正常	軽度低下	軽度〜中等度低下	中等度〜高度低下	高度低下	末期腎不全
治療のめやす	原疾患の治療と生活習慣の改善 →					
		食塩制限や肥満の改善など食事療法 →				
	参考：日本腎臓学会編「CKD診療ガイド2012」				透析・移植について考える	透析・移植の準備

腎臓病の重症度は、腎臓の働きの程度と、糖尿病や高血圧などの腎臓病のもとになっている病気、尿たんぱくの状態を合わせて評価します。
※ eGFR…血清クレアチニン値、年齢、性別を用いてeGFR（推算糸球体濾過量）を算出し、腎臓病の指標として使用します。

なぜ、食事療法が大切なのか？

食事療法の目的は腎臓の負担を軽くすること

腎臓は、体内で絶え間なくできる老廃物や水分、塩分を処理しています。慢性腎臓病はその処理機能に障害が生じた病気です。障害を食い止める方法は、腎臓にかかる負担を減らすことです。それには食事療法が大切です。食事でとる食塩や、老廃物を生み出すたんぱく質の摂取量は適切にすることが重要です。

ステージG１とG２では、原疾患の治療に加え、食事療法を徹底することで、腎機能の低下を抑えることが期待できます。ステージG３とG４では、原疾患の治療は難しくなるため、食事療法の比重がより大きくなります。G５では透析療法や腎移植の検討が必要ですが、この段階以降も、食事療法は残った腎機能を保つために重要です。つまり食事療法は、慢性腎臓病を進行させないための重要な治療法なのです。

慢性腎臓病（CKD）の進行と食事療法の経過

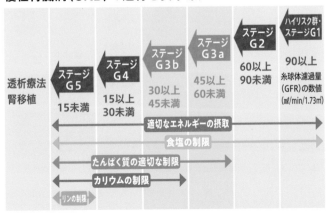

腎臓病の食事療法３つのポイント

腎臓病の食事療法の内容は、腎臓病の種類や病期、体の状態によって違いがありますが、大半の腎臓病に共通する大きなポイントがあります。それは、①食塩制限、②適正エネルギーの摂取、③たんぱく質の適切な制限です。医師の診断を受け、治療方針が決まると、１日の食事からとるたんぱく質量、エネルギー量、食塩量が指示されます。（**＊腎臓病の食事療法の基本は P8 参照**）

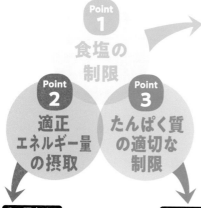

Point 1
食塩の制限

Point 2
適正エネルギー量の摂取

Point 3
たんぱく質の適切な制限

その理由は？
体内の水と食塩量の調整を助ける
腎臓は、尿に水や食塩を排泄して、体内のそれぞれの量のバランスを保つ働きをしている。食塩をとりすぎると、むくみや高血圧などを起こし、腎臓のそうした働きにとって負担になる。
➡実践法は P8

その理由は？
体の機能を維持する
生きていくために必要なエネルギー量を摂取しないと、病気の回復を妨げたり、体のさまざまな機能に悪い影響を与える。➡実践法は P16

その理由は？
老廃物を濾過する負担を減らす
腎臓には、たんぱく質が体内で利用されるときに出る老廃物を濾過する役割がある。その負担を減らすために、たんぱく質を適正量摂取する。➡実践法は P12

さらに病状によって……

カリウム・リン・水分の制限
病気の症状によって、カリウム、リン、水分の摂取量に制限が必要な場合もあります。➡実践法は P18

慢性腎臓病の原因疾患

原因疾患の治療もあわせて行う

慢性腎臓病の原因疾患には、腎臓自体の病気が原因の糸球体腎炎、多発性嚢胞腎などと、ほかの病気が原因の糖尿病腎症、腎硬化症、ループス腎炎などがあります。腎臓病の治療は、重症度に応じた治療と並行して、原因となっている疾患の治療を行います。

ここでは、糖尿病腎症、糸球体腎炎、腎硬化症とはどのような病気かを説明します。

糖尿病腎症

糖尿病で血糖値が高い状態が続くと、全身の血管で動脈硬化が進行し、毛細血管からなる腎臓の糸球体も障害を受け、糸球体の働きである老廃物濾過機能などが低下します。このようにして起こる慢性腎臓病のひとつが糖尿病腎症です。第1期から第5期までの段階があり、数年から10年以上かけて徐々に進行します。適切な治療により、腎臓の機能を改善することも可能ですが、第3期以降になると、改善はむずかしいため、進行を遅らせる治療を行います。

初期の段階では自覚症状はほとんどありませんが、糖尿病の合併症の中でも多発する病気なので、予防はもちろん、定期的な検査によって、できるだけ早期に発見し、適切な治療をすることが大切です。

糖尿病腎症は長期にわたり高血糖の状態が続くことや、高血糖の合併症として起こる高血圧が原因になります。よって治療の基本は、血糖管理と血圧管理です。合併症予防のための血糖管理の目標値は、65才未満でヘモグロビンA1c値7.0％未満、65才以上は年齢、病気になってからの期間、低血糖の危険性、サポート体制、認知症などにより異なり、ヘモグロビンA1c値7.0％台を許容します。血圧は130／80mmHg未満を目標にします。

糸球体腎炎

　糸球体腎炎は、糸球体の炎症によってたんぱく尿や血尿が出て腎機能低下をきたしていく病気です。免疫の異常が原因とされていますが、詳しいことはわかっていません。

　たんぱく尿や血尿が長期にわたって続くようであれば、慢性糸球体腎炎と診断されます。

　慢性糸球体腎炎になる病気には、IgA腎症を代表として多くのものがあります。腎臓に炎症を起こすことで尿中にたんぱく質が大量にもれ出てしまう場合は、ネフローゼ症候群といわれる病態になります。この場合、血液中のたんぱく質が少なくなり、その結果として全身のむくみや脂質異常、血液凝固異常などの症状があらわれます。慢性糸球体腎炎のなかには、症状が進行しやすいものと、しにくいものがあります。

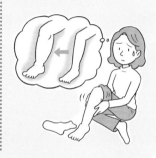

腎硬化症

　高血圧が長く続くと、腎臓の血管が動脈硬化を起こして血管の内腔が狭くなり、腎臓への血流量が減って腎臓が萎縮します。そのため腎臓の機能が低下してしまいます。これが腎硬化症です。病気の進行が遅い良性腎硬化症と、拡張期血圧130㎜Hg以上の高血圧を合併し、病気が急速に進行する悪性腎硬化症があります。

　腎硬化症の治療は、第一に高血圧の管理を行います。ただし、血圧を下げすぎると腎臓の機能がさらに悪くなる場合があるため、専門医の指導による適切な血圧コントロールが必要です。腎臓病と高血圧は互いに悪影響を及ぼし、悪循環に至る関係にあるため、高血圧を改善することで悪循環の連鎖を断ち切る必要があります。血圧の管理に加えて腎臓病の進行を抑制する薬物治療を行います。

30gあたりの成分値
肉類

**1食30g（めやす量）とる
ときに、たんぱく質の
少ない順がわかる！**

＊肉加工品はハムや
ウインナ、ベーコンな
ど一部のみ掲載。

たんぱく質の少ない順

食品名	エネルギー（kcal）	たんぱく質（g）	食塩相当量（g）	カリウム（mg）	リン（mg）	水分（g）
牛バラ（カルビ）	128	3.8	微	57	33	14.2
ベーコン	122	3.9	0.6	63	69	13.5
ウインナソーセージ	96	4.0	0.6	54	57	15.9
牛たん	107	4.0	0.1	69	39	16.2
牛リブロース（脂身つき）	123	4.2	微	69	36	14.4
豚バラ	119	4.3	微	72	39	14.8
ラムロース（脂身つき）	93	4.7	0.1	75	42	17.0
牛肩ロース（脂身つき）	95	4.9	微	78	42	16.9
牛サーロイン（脂身つき）	100	5.0	微	81	45	16.3
鶏もも肉（皮つき）	61	5.0	0.1	87	51	20.6
ロースハム	59	5.0	0.8	78	102	19.5
牛ひき肉	82	5.1	0.1	78	30	18.4
豚肩ロース（脂身つき）	76	5.1	微	90	48	18.8
鶏手羽先	68	5.2	0.1	63	42	20.1
鶏ひき肉	56	5.3	微	75	33	21.1
豚ひき肉	71	5.3	微	87	36	19.4
鶏砂肝	28	5.5	微	69	42	23.7
鶏手羽元	59	5.5	0.1	69	45	20.7
ボンレスハム	35	5.6	0.8	78	102	21.6
鶏もも肉（皮なし）	38	5.7	0.1	96	57	22.8
鶏レバー	33	5.7	0.1	99	90	22.7
豚ロース（脂身つき）	79	5.8	微	93	54	18.1
牛もも（脂身つき）	63	5.8	微	99	54	19.7
牛レバー	40	5.9	微	90	99	21.5
豚レバー	38	6.1	微	87	102	21.6
牛ヒレ	59	6.2	微	114	60	20.2
豚もも（脂身つき）	55	6.2	微	105	60	20.4
鶏胸肉（皮つき）	44	6.4	微	102	60	21.8
豚もも（脂身なし）	44	6.5	微	108	63	21.4
豚ヒレ	39	6.7	微	129	69	22.0
鶏胸肉（皮なし）	35	7.0	微	111	66	22.4
鶏ささ身	33	7.2	微	123	72	22.5

魚介・魚介加工品

1食30g（めやす量）とるときに、たんぱく質の少ない順がわかる!

＊魚介加工品は、うなぎかば焼きを対比のために掲載。

たんぱく質の少ない順

食品名	エネルギー (kcal)	たんぱく質 (g)	食塩相当量 (g)	カリウム (mg)	リン (mg)	水分 (g)
あさり	9	1.8	0.7	42	26	27.1
はまぐり	12	1.8	0.6	48	29	26.6
カキ	21	2.1	0.4	57	30	25.5
しじみ	19	2.3	0.1	25	36	25.8
ほたるいか（生）	25	3.5	0.2	87	51	24.9
ほたて貝（貝柱）	26	5.1	0.1	114	69	23.5
あゆ	46	5.3	微	108	96	21.6
きんめだい	48	5.3	微	99	147	21.6
たら	23	5.3	0.1	105	69	24.3
たらばがに（ゆで）	27	5.3	0.2	69	57	24.0
さんま	95	5.4	0.1	60	54	16.7
するめいか	25	5.4	0.2	90	75	24.1
さくらえび（ゆで）	27	5.5	0.6	75	108	22.7
ブラックタイガー	25	5.5	0.1	69	63	24.0
きす	24	5.6	0.1	102	54	24.2
いわし（まいわし）	51	5.8	0.1	81	69	20.7
かじき（めかじき）	46	5.8	0.1	132	78	21.7
あじ	38	5.9	0.1	108	69	22.5
甘えび	29	5.9	0.2	93	72	23.5
キングサーモン	60	5.9	微	114	75	20.0
子持ちがれい	43	6.0	0.1	87	60	21.8
まぐろ・トロ	103	6.0	0.1	69	54	15.4
さば	74	6.2	0.1	99	66	18.6
たい（まだい）	43	6.2	微	132	66	21.7
ぶり	77	6.4	微	114	39	17.9
大正えび	29	6.5	0.2	108	90	22.9
たこ（ゆで）	30	6.5	0.2	72	36	22.9
鮭	40	6.7	0.1	105	72	21.7
うなぎかば焼き	88	6.9	0.4	90	90	15.2
たらこ	42	7.2	1.4	90	117	19.6
かつお（刺し身用・秋獲り）	50	7.5	微	114	78	20.2
まぐろ・赤身	38	7.9	微	114	81	21.1

野菜・いも100gの加熱後の栄養成分値

野菜、いも100gの生の状態と、100gを加熱調理したあとの栄養成分を比較できるように掲載。栄養成分がどのぐらい変化していくのか、チェックできます。

食品名		エネルギー (kcal)	たんぱく質 (g)	食塩相当量 (g)	カリウム (mg)	リン (mg)	水分 (g)
グリーンアスパラガス	生	22	2.6	0	270	60	92.6
	ゆでると	23	2.5	0	250	59	88.3
オクラ	生	30	2.1	0	260	58	90.2
	ゆでると	32	2.0	0	272	54	86.7
枝豆	生	135	11.7	0	590	170	71.7
	ゆでると	129	11.0	0	470	163	69.2
さやいんげん	生	23	1.8	0	260	41	92.2
	ゆでると	24	1.7	0	254	40	86.2
かぶ	生	21	0.6	0	250	25	93.9
	ゆでると	20	0.5	0	223	23	83.4
かぼちゃ	生	91	1.9	0	450	43	76.2
	ゆでると	91	1.6	0	421	42	74.2
カリフラワー	生	27	3.0	0	410	68	90.8
	ゆでると	26	2.7	0	218	37	90.6
キャベツ	生	23	1.3	0	200	27	92.7
	ゆでると	18	0.8	0	82	18	83.6
グリンピース	生	93	6.9	0	340	120	76.5
	ゆでると	97	7.3	0	299	70	63.5
ごぼう	生	65	1.8	0	320	62	81.7
	ゆでると	53	1.4	0	191	42	76.3
小松菜	生	14	1.5	0	500	45	94.1
	ゆでると	13	1.4	0	123	40	82.7
さつまいも	生	134	1.2	0	480	47	65.6
	蒸して	131	1.2	0	470	46	64.3
さといも	生	58	1.5	0	640	55	84.1
	水煮にすると	56	1.4	0	532	45	79.8
じゃがいも	生	76	1.8	0	410	47	79.8
	水煮にすると	72	1.6	0	330	31	78.2
しゅんぎく	生	22	2.3	0.2	460	44	91.8
	ゆでると	21	2.1	0.1	213	35	72.0

食品名		エネルギー (kcal)	たんぱく質 (g)	食塩相当量 (g)	カリウム (mg)	リン (mg)	水分 (g)
そら豆	生	108	10.9	0	440	220	72.3
	ゆでると	112	10.5	0	390	230	71.3
大根	生	18	0.4	0	230	17	94.6
	ゆでると	15	0.4	0	181	12	81.5
玉ねぎ	生	37	1.0	0	150	33	89.7
	水にさらすと	26	0.6	0	88	20	93.0
	ゆでると	28	0.7	0	98	22	81.4
なす	生	22	1.1	0	220	30	93.2
	ゆでると	19	1.0	0	180	27	94.0
菜の花	生	33	4.4	0	390	86	88.4
	ゆでると	27	4.6	0	167	84	88.4
にら	生	21	1.7	0	510	31	92.6
	ゆでると	20	1.6	0	252	16	56.6
にんじん	生	36	0.8	0.1	270	25	89.7
	ゆでると	31	0.6	0.1	209	23	78.3
白菜	生	14	0.8	0	220	33	95.2
	ゆでると	9	0.6	0	115	24	68.7
ブロッコリー	生	33	4.3	0.1	360	89	89.0
	ゆでると	30	3.9	0	198	73	100.4
ほうれんそう	生	20	2.2	0	690	47	92.4
	ゆでると	18	1.8	0	343	30	64.1
水菜	生	23	2.2	0.1	480	64	91.4
	ゆでると	18	1.7	0.1	307	53	76.2
三つ葉 (糸三つ葉)	生	13	0.9	0	500	47	94.6
	ゆでると	12	0.8	0	259	28	67.5
大豆もやし	生	37	3.7	0	160	51	92.0
	ゆでると	29	2.5	0	43	37	79.1
もやし (ブラックマッペ)	生	15	2.0	0	71	28	95.0
	ゆでると	11	1.1	0	10	14	79.5
モロヘイヤ	生	38	4.8	0	530	110	86.1
	ゆでると	38	4.5	0	240	80	137.0
れんこん	生	66	1.9	0.1	440	74	81.5
	ゆでると	60	1.2	0	218	71	74.5

さくいん

食材編

170

171

●塩分・たんぱく質調整調味料 128
減塩しょうゆ、だし割りポン酢、
たんぱく質調整米麹みそ、減塩みそ、
低塩中濃ソース、食塩不使用ケチャップ

特殊食品

●米・ご飯
真粒米 1/25(米粒タイプ)27
越後米粒 1/12.5(米粒タイプ)27
越後ごはん 1/25 27
越後ごはん 1/12.5 27
お祝い越後ごはん(ご飯パックタイプ)27
越後のおにぎり かつおだし 27

●パン
越後の食パン 31
ゆめベーカリーたんぱく質調整食パン 31
生活日記パン 31
越後の丸パン 31
越後のバーガーパン 31
ゆめベーカリーたんぱく質調整丸パン 31

●めん
そらまめ食堂 たんぱく質調整うどん 35
げんたそば 35
ジンゾウ先生のでんぷんノンフライ麺 35
アプロテンたんぱく質調整中華めんタイプ 35
アプロテンたんぱく質調整スパゲティタイプ 35
アプロテンたんぱく質調整マカロニタイプ 35

●菓子
ヘム鉄入り水ようかん 110
越後のラスク ココア 110
やさしくラクケア クリーミープリン
チーズケーキ風味 110
たんぱく質調整純米せんべい(甘醤油味)110
カルシウムどら焼き 110
丸型ニューマクトンビスキーレモン風味 110
粉飴ゼリー りんご味 110

●掲載協力企業
HプラスBライフサイエンス／
オトコーポレーション／キッセイ薬品工業／木徳神糧／
ニュートリー／バイオテックジャパン／ハインツ日本／
ハウス食品／ヘルシーネットワーク／ヘルシーフード

■監修■
貴堂明世
アム・ティッシュ主宰、管理栄養士
■医学監修■
石橋由孝
日本赤十字社医療センター腎臓内科部長

■スタッフ■

栄養指導・計算	貴堂明世
編集まとめ	早 寿美代（兎兎工房）
調理協力	中山明美、安保美由紀（兎兎工房）浦 美保
装丁・本文デザイン	植田尚子
本文イラスト	シママスミ、横井智美
校正	畠山美音
撮影	松本 潤、佐山裕子（主婦の友社）／三宅文正（フォトオフィスKL）／安井真喜子
編集担当	平野麻衣子（主婦の友社）

*本書に掲載されている食品の栄養成分値は、文部科学省科学技術・学術審議会資源調査分科会報告「日本食品標準成分表2015年版（七訂）（同追補2016年、2017年、2018年準拠）」の数値をもとに算出したものです。

*食品の栄養成分値は、品種や産地、季節などの条件によって異なります。成分値は平均的な数字です。めやすとしてご利用ください。

*一部の市販品は、2020年2月現在のもので、内容が変更される場合があります。変更された内容やご注文につきましては各企業のサイト等をご覧ください。

*料理は一般的な材料と作り方をもとに栄養価を算出しています。

腎臓病の人のための食品成分表 [ポケット版]

2020年 5 月20日　第1刷発行
2024年 7 月20日　第6刷発行

編　者　主婦の友社
発行者　丹羽良治
発行所　株式会社主婦の友社
　　　　〒141-0021　東京都品川区上大崎3-1-1目黒セントラルスクエア
　　　　電話　03-5280-7537（内容・不良品等のお問い合わせ）　03-5280-7551（販売）
印刷所　大日本印刷株式会社